LIPODISTROFIA GINOIDE

Tratamento da Celulite

Elisiê Rossi Ribeiro Costa
Fisioterapeuta pela Pontifícia Universidade Católica do Paraná
Pós-Graduação em Fisioterapia Dermatofuncional pela
Faculdade Evangélica do Paraná
Mestrado em Educação pela Pontifícia Universidade Católica do Paraná

REVINTER

Lipodistrofia Ginoide – Tratamento da Celulite

ISBN 978-85-372-0255-5

Contato com a autora:
elisier22@hotmail.com

CIP-BRASIL. CATALOGAÇÃO-NA-FONTE
SINDICATO NACIONAL DOS EDITORES DE LIVROS, RJ

C871L

Costa, Elisiê Rossi Ribeiro
Lipodistrofia ginoide : tratamento da celulite / Elisiê Rossi Ribeiro Costa. - Rio de Janeiro : Revinter, 2009.
88 p. : il. color.

Inclui índice
ISBN 978-85-372-0255-2

1. Celulite - Tratamento. I. Título. II. Título: Tratamento da celulite

09-2016. CDD: 616.7706
CDU: 616-008.847.9-08

30.04.09 05.05.09 012361

A precisão das indicações, as reações adversas e as relações de dosagem para as drogas citadas nesta obra podem sofrer alterações. Solicitamos que o leitor reveja a farmacologia dos medicamentos aqui mencionados.
A responsabilidade civil e criminal, perante terceiros e perante a Editora Revinter, sobre o conteúdo total desta obra, incluindo as ilustrações e autorizações/créditos correspondentes, é do(s) autor(es) da mesma.

Livraria e Editora REVINTER Ltda.
Rua do Matoso, 170 – Tijuca
20270-135 – Rio de Janeiro – RJ
Tel.: (21) 2563-9700 – Fax: (21) 2563-9701
livraria@revinter.com.br – www.revinter.com.br

AGRADECIMENTOS

Ao meu Deus, invisível, mas real. Aos meus familiares, meu pai, sempre tão atencioso, e minha mãe, que revisou e me apoiou neste projeto desde o início. À minha irmã, que me deu a alegria de viver: minha sobrinha Clara; ao meu marido, minha fonte de inspiração, e ao meu filho Téo, que está sendo gerado com muito amor.

INTRODUÇÃO

Segundo o Conselho Federal de Fisioterapia e Terapia Ocupacional (COFFITO), a "Fisioterapia é uma ciência aplicada cujo objeto de estudos é o movimento humano em todas as suas formas de expressão e potencialidade, quer nas suas alterações patológicas, quer nas suas repercussões psíquicas e orgânicas, com o objetivo de preservar, manter, desenvolver ou restaurar a integridade de órgão, sistema ou função".[1]

Diante desta conceituação, a Fisioterapia Dermatofuncional prevê a recuperação físico-funcional dos distúrbios endócrino/metabólicos, dermatológicos e musculoesqueléticos, independentemente se o distúrbio é de caráter estético ou funcional.

Atualmente, evidencia-se uma grande procura por tratamentos estéticos, não somente por beleza, mas por questões de saúde. A sociedade tem entendido o conceito de saúde de forma ampliada, fato que conduz a ação fisioterapêutica na área Dermatofuncional a outro patamar profissional. A Dermatofuncional é a área da Fisioterapia que atua desenvolvendo ações pontuais, contribuindo para que os pacientes alcancem qualidade de vida.

Esta obra é dirigida aos acadêmicos e professores de Fisioterapia, fisioterapeutas que atuam na área Dermatofuncional, médicos, massoterapeutas e profissionais de estética interessados no assunto, principalmente na melhora, prevenção ou manutenção da pele.

Tema de grandes discussões em congressos e até mesmo entre pacientes, a celulite, patologia que vem sendo estudada pelos profissionais fisioterapeutas, especialistas em Dermatofuncional, será a grande protagonista desta história.

A Lipodistrofia Ginoide, conhecida popularmente como "celulite" é um desequilíbrio metabólico da substância fundamental, com alterações na histofisiologia do tecido conjuntivo.

Apesar da alta prevalência de celulite, especialmente nas mulheres, os estudos sobre tal patologia ainda são poucos, as investigações fisiopatológicas são escassas e, portanto, o propósito deste livro é demonstrar o processo fisiopatogênico da celulite e discutir os tratamentos fisioterapêuticos atuais.

Para que haja melhor entendimento da patologia que tanto incomoda, principalmente as mulheres, a vulgarmente conhecida celulite, faremos uma revisão do sistema tegumentar para melhor compreensão, revendo os aspectos importantes da epiderme, derme e hipoderme. São abordados, também, no primeiro capítulo, a embriologia da pele, o tecido conjuntivo e o tecido adiposo.

Na sequência, há uma revisão sobre as unidades operacionais, importantíssimas para o entendimento da celulite.

No terceiro capítulo, chega a hora tão esperada, a celulite propriamente dita: conceitos, fases de evolução, estágios, classificações, tipos e teorias que explicam seu surgimento.

O quarto capítulo remete-nos à avaliação da patologia, com sugestão de um protocolo de avaliação.

Na sequência – acredito que o capítulo tão almejado por todos –, os tratamentos fisioterapêuticos. Dentre eles, encontramos eletrolipoforese, drenagem linfática, corrente galvânica, ultrassom, endermologia, carboxiterapia, eletroporação e alguns tratamentos mais recentes no mercado, como a radiofrequência e a plataforma vibratória.

SUMÁRIO

PRANCHAS EM CORES ix

1 SISTEMA TEGUMENTAR 1

Epiderme 2
Derme 5
Tecido subcutâneo ou hipoderme 6
Anexos 6
Embriologia da pele 7
Tecido conjuntivo 8
Tecido adiposo 9
Metabolismo do tecido adiposo 10
Distribuição da gordura 10

2 UNIDADES OPERACIONAIS 11

Unidade Operacional Matricial–Intersticial (UMI) 11
Unidade Operacional Microcirculatória (UMC) 12
Unidade Operacional Neurovegetativa (UNV) 13
Unidade Operacional Energético-Adiposa (UEA) 13

3 LIPODISTROFIA GINOIDE (LDG) 15

Sinônimos 15
Estágios da LDG 19
Classificação da lipodistrofia ginoide 20
Tipos de lipodistrofia ginoide 24
Teorias que explicam o surgimento da celulite 24

4 AVALIAÇÃO DA LDG 27

Protocolo de avaliação do fibroedema ginoide 30

5 TRATAMENTOS FISIOTERAPÊUTICOS 35
Eletrolipoforese ou eletrolipólise 35
Drenagem linfática manual 39
Corrente galvânica 43
Iontoforese 44
Ultrassom 45
Endermologia 47
Carboxiterapia 49
Eletroporação 52
Plataforma vibratória 55
Radiofrequência 57

REFERÊNCIAS BIBLIOGRÁFICAS 61

ÍNDICE REMISSIVO 65

PRANCHAS EM CORES

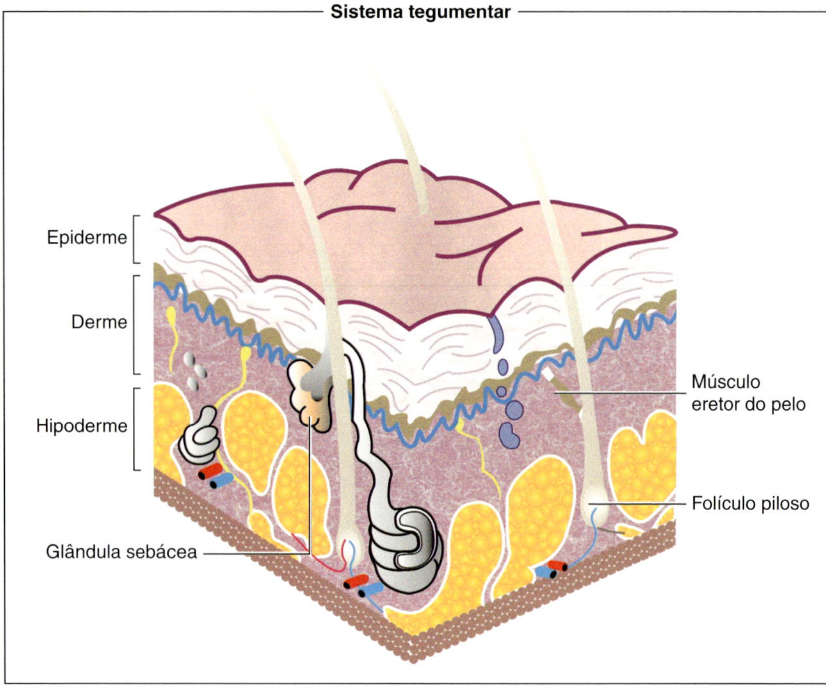
Sistema tegumentar
Epiderme
Derme
Hipoderme
Músculo
eretor do pelo
Folículo piloso
Glândula sebácea

Fig. 1-1.

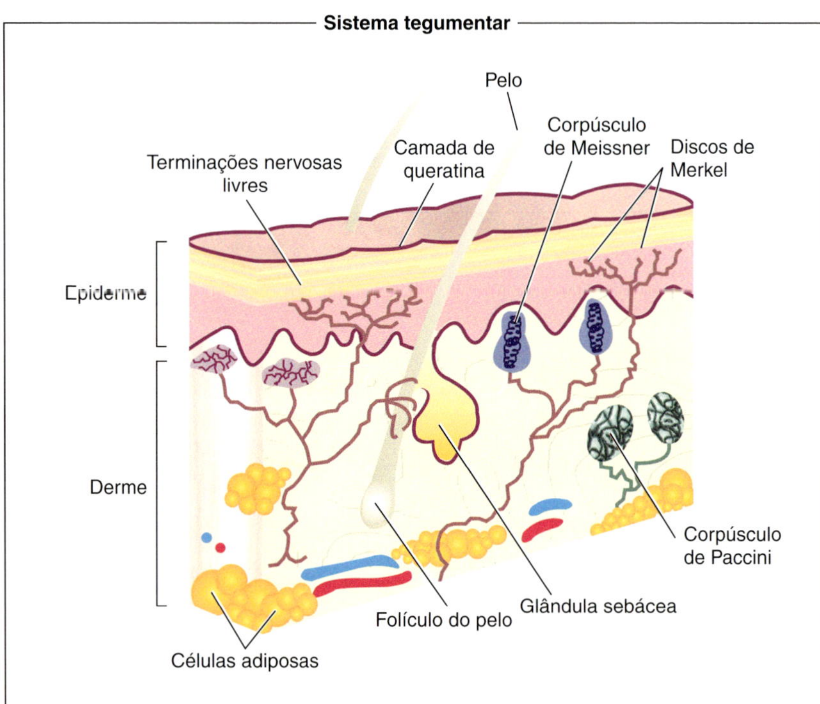
Sistema tegumentar
Pelo
Corpúsculo
de Meissner
Discos de
Merkel
Camada de
queratina
Terminações nervosas
livres
Epiderme
Derme
Corpúsculo
de Paccini
Glândula sebácea
Folículo do pelo
Células adiposas

Fig. 1-2.

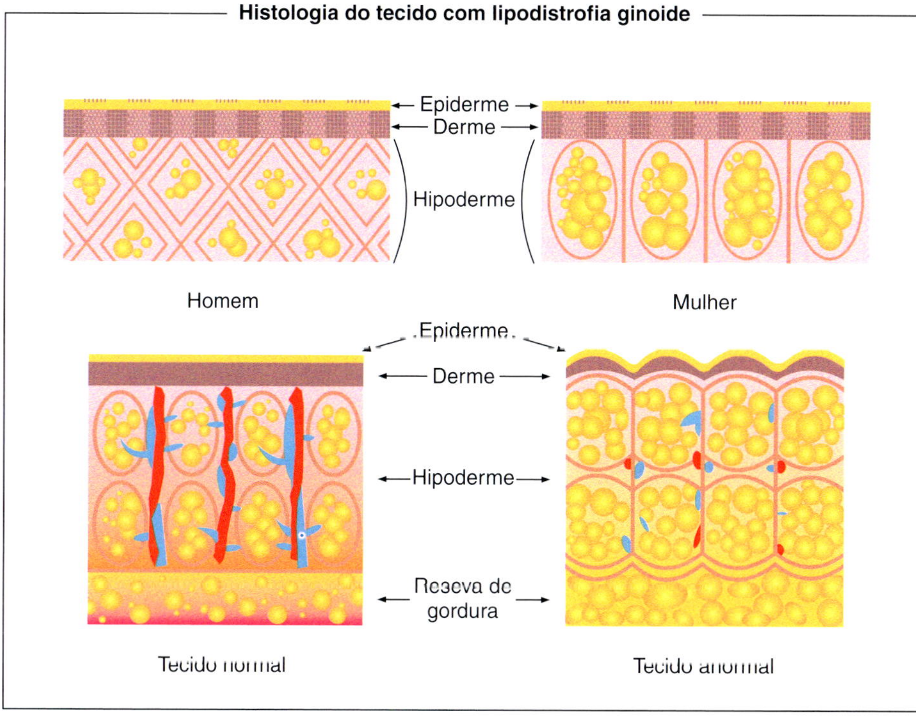
Histologia do tecido com lipodistrofia ginoide
Epiderme
Derme
Hipoderme
Homem
Mulher
Epiderme
Derme
Hipoderme
Reserva de gordura
Tecido normal
Tecido anormal

Fig. 3-1.

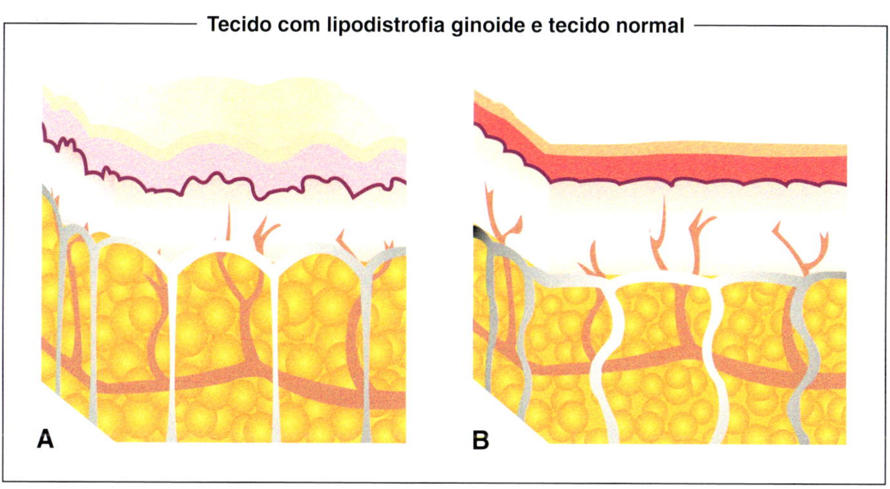
Tecido com lipodistrofia ginoide e tecido normal
A
B

Fig. 3-2.

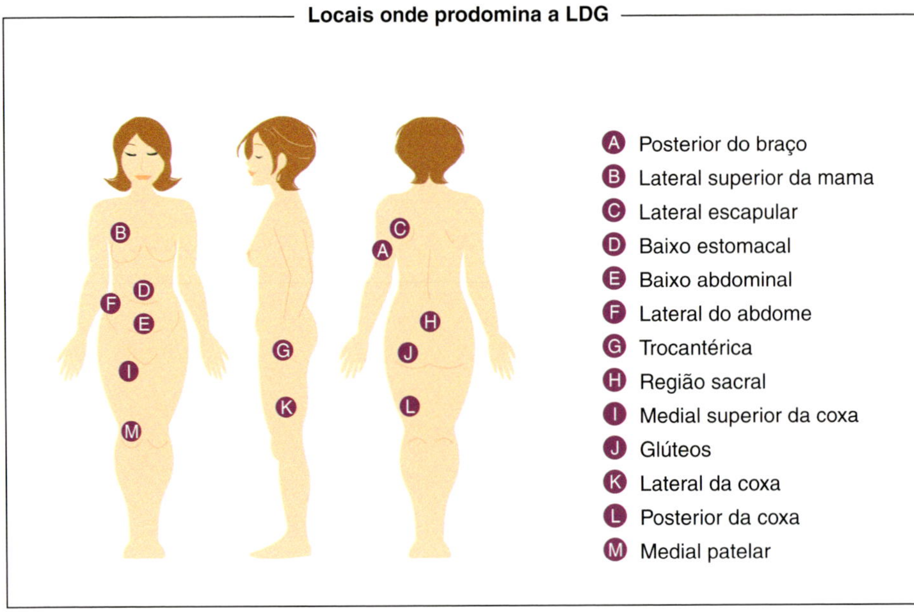
Locais onde prodomina a LDG
A Posterior do braço
B Lateral superior da mama
C Lateral escapular
D Baixo estomacal
E Baixo abdominal
F Lateral do abdome
G Trocantérica
H Região sacral
I Medial superior da coxa
J Glúteos
K Lateral da coxa
L Posterior da coxa
M Medial patelar

Fig. 3-3.

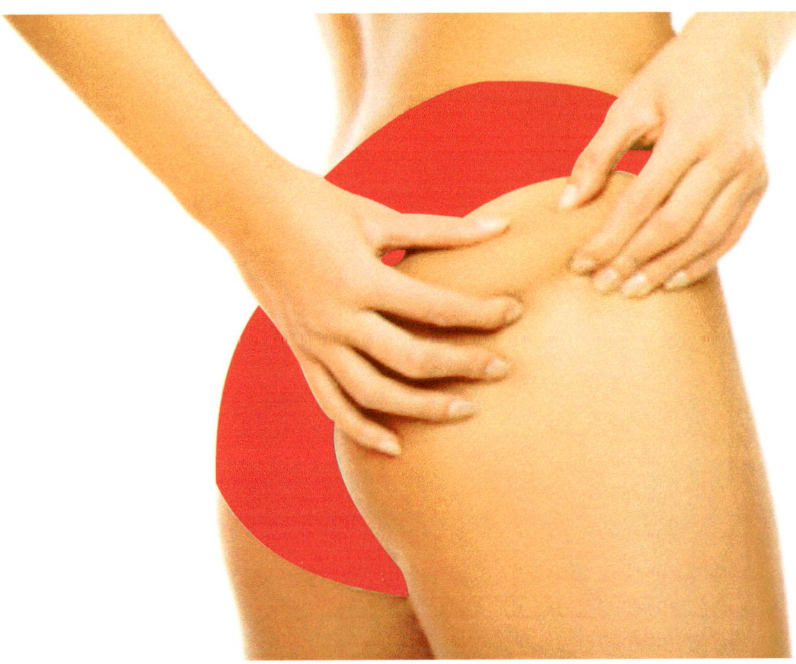

Fig. 3-4.

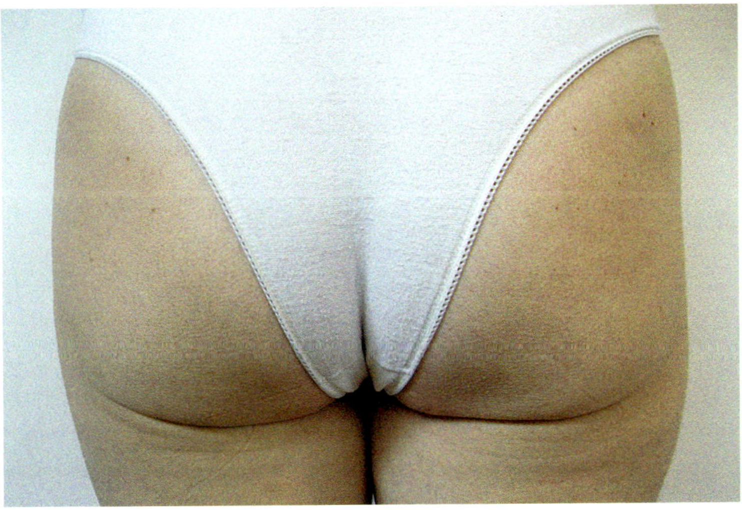

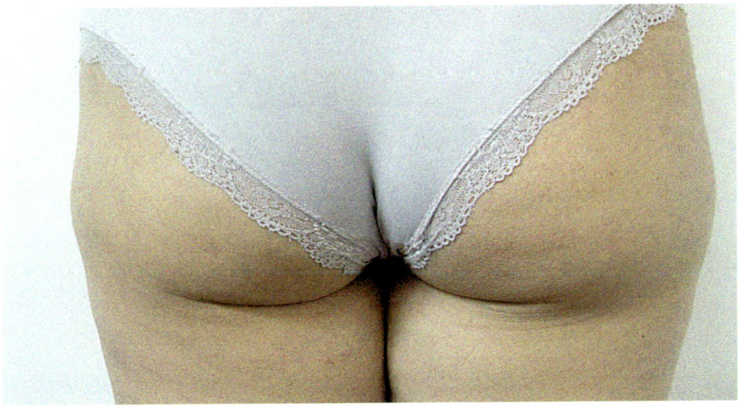

Fig. 3-5.

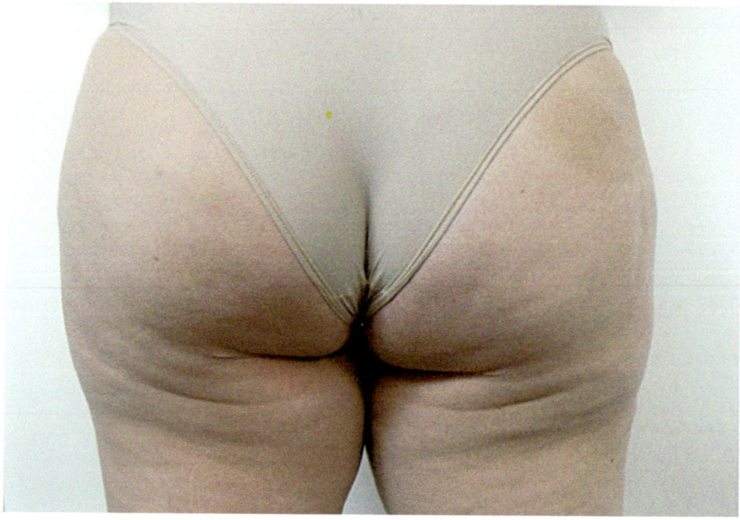

Fig. 3-6.

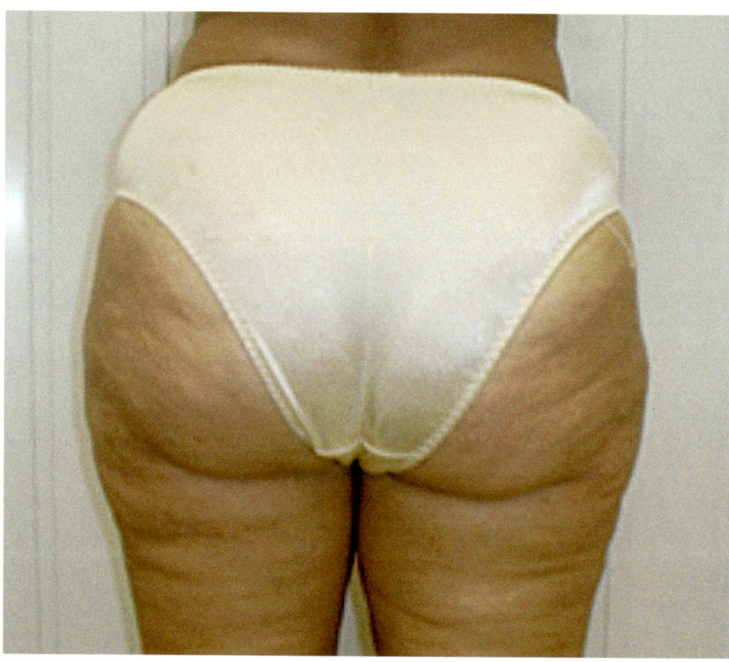

Fig. 3-7.

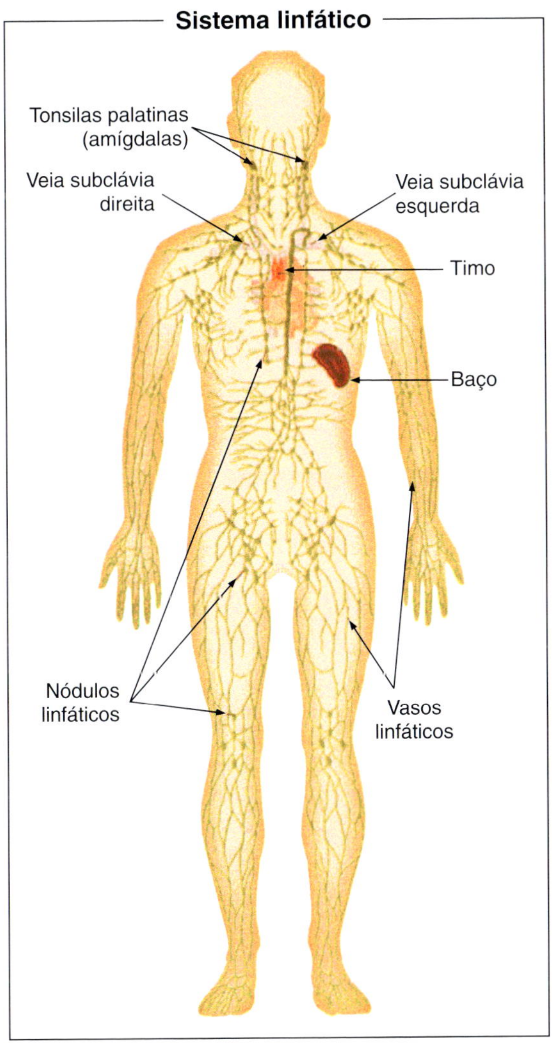
Sistema linfático
Tonsilas palatinas
(amígdalas)
Veia subclávia
direita
Veia subclávia
esquerda
Timo
Baço
Nódulos
linfáticos
Vasos
linfáticos

Fig. 5-5.

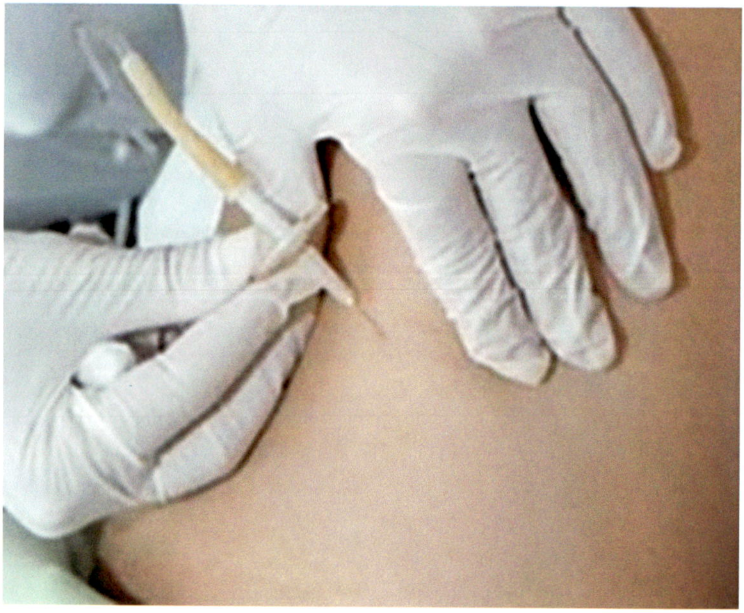

Fig. 5-8.

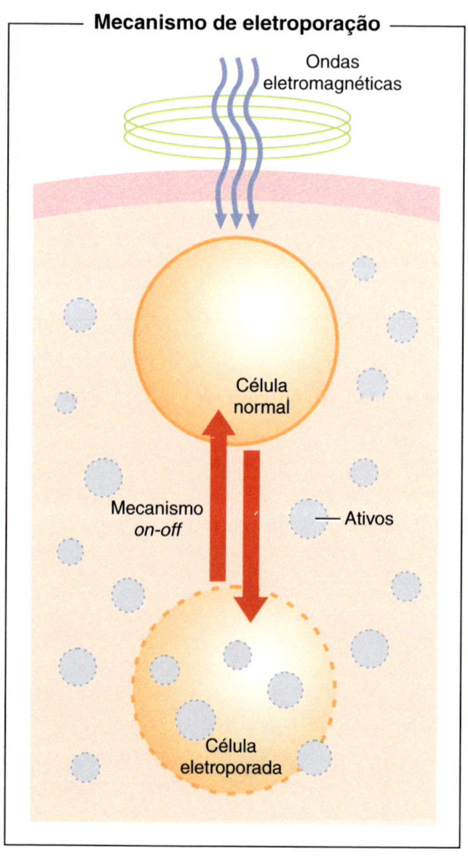
Mecanismo de eletroporação
Ondas eletromagnéticas
Célula normal
Mecanismo *on-off*
Ativos
Célula eletroporada

Fig. 5-9.

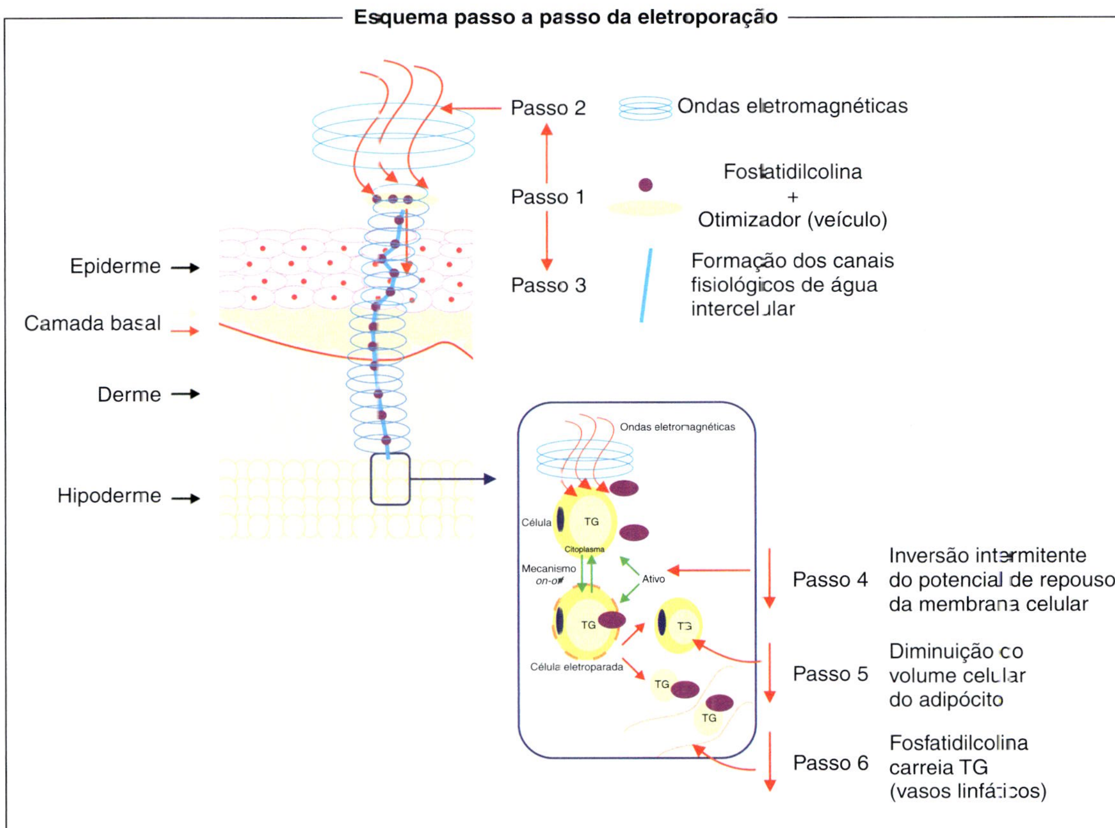
Esquema passo a passo da eletroporação
Passo 2
Passo 1
Passo 3
Ondas eletromagnéticas
Fosfatidilcolina
+
Otimizador (veículo)
Formação dos canais fisiológicos de água intercelular
Epiderme
Camada basal
Derme
Hipoderme
Ondas eletromagnéticas
Célula
TG
Citoplasma
Mecanismo on-off
Ativo
Célula eletroparada
Passo 4
Inversão intermitente do potencial de repouso da membrana celular
Passo 5
Diminuição do volume celular do adipócito
Passo 6
Fosfatidilcolina carreia TG (vasos linfáticos)

Fig. 5-10.

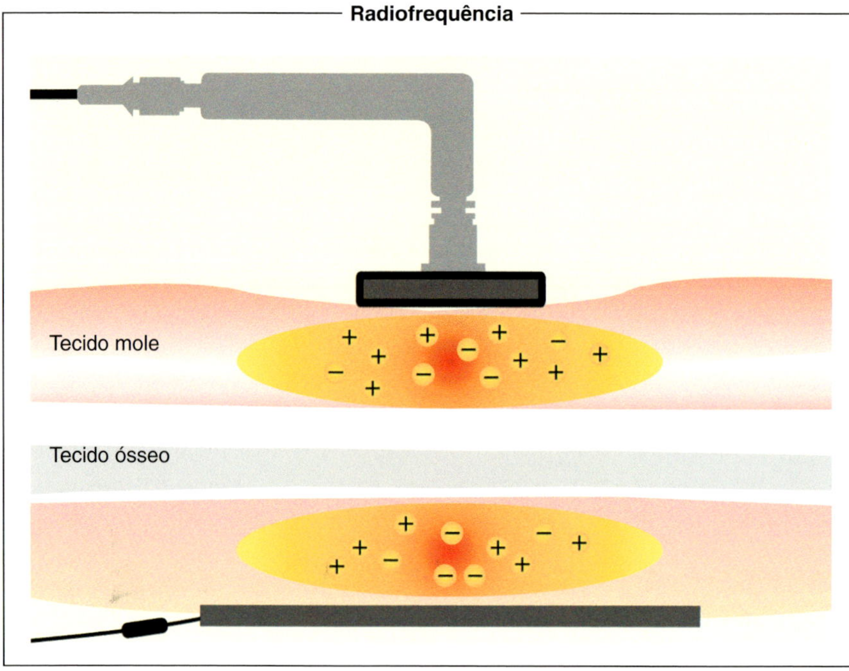

Fig. 5-12.

LIPODISTROFIA GINOIDE

Tratamento da Celulite

1 SISTEMA TEGUMENTAR

O sistema tegumentar é o sistema de proteção do corpo dos seres vivos e engloba a pele e os anexos. Ele é composto por três camadas: a epiderme, a derme e a hipoderme. A hipoderme não é considerada por alguns autores como uma camada da pele. No adulto, a área total de pele corresponde a, aproximadamente, 2 m^2, apresentando espessura variada (1 a 4 mm) conforme a região.[2]

A pele é o maior órgão do corpo humano, com dimensões que variam, no adulto, de 1,5 a 2 m^2, e peso que varia entre 8,0 e 10,0 kg.[3]

A seguir, uma revisão anatômica das camadas da pele (Fig. 1-1):

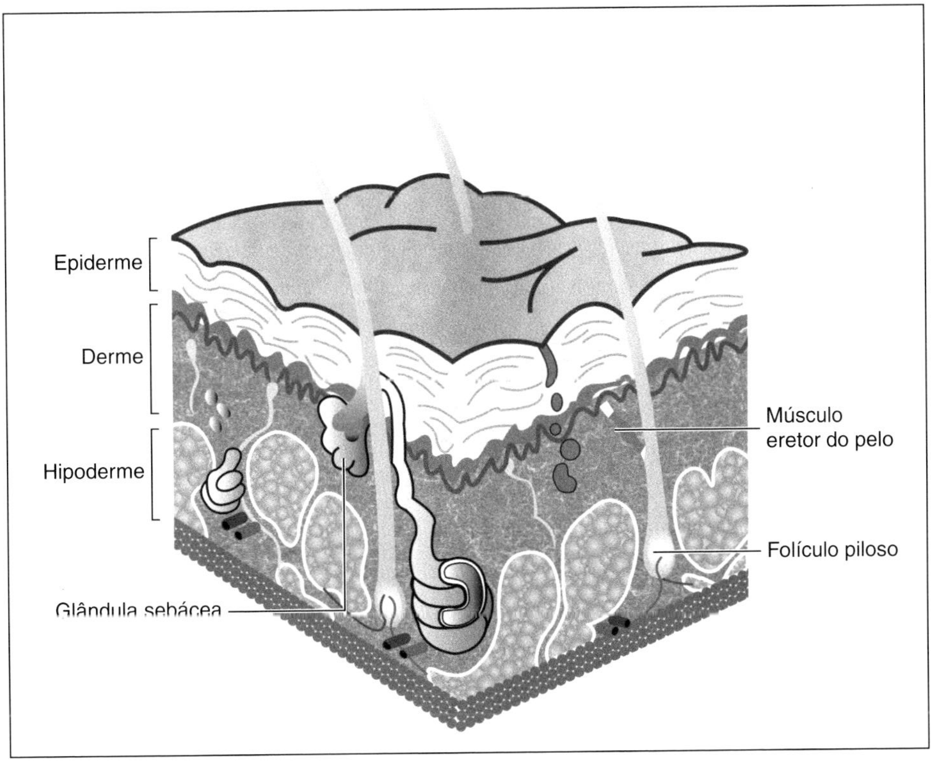

Fig. 1-1. Sistema tegumentar. (Ver *Prancha* em *Cores*.)

EPIDERME

A epiderme é um epitélio multiestratificado, ou seja, é formado por várias camadas justapostas de células achatadas. A camada de células mais interna, denominada epitélio germinativo ou basal, é constituída por células que se multiplicam continuamente; dessa maneira, as novas células geradas empurram as mais velhas para cima, em direção à superfície do corpo. À medida que o tempo passa, estas células envelhecem, tornam-se achatadas e passam a fabricar e a acumular dentro de si uma proteína resistente e impermeável, a queratina.

As células mais superficiais, ao se tornarem repletas de queratina, morrem e passam a constituir um revestimento resistente ao atrito e altamente impermeável à água, denominado camada queratinizada ou córnea, que se renova continuamente.

A porção mais profunda da epiderme, a camada basal, é constituída de células epiteliais que se proliferam continuamente, para que não acabem e seu número seja mantido.[4]

As células da camada basal são deslocadas para a periferia até a camada córnea, e este processo leva em torno de 28 dias.

Na pele espessa, podem ser distinguidas cinco camadas na epiderme. Começando da mais profunda em direção à superfície, identificamos:

1. Estrato basal.
2. Estrato espinhoso.
3. Estrato granuloso.
4. Estrato lúcido.
5. Estrato córneo.

O estrato lúcido não está presente na pele delgada.

Estrato basal

O estrato basal é adjacente à lâmina basal. É chamado, também, de estrato germinativo, por conter células em divisão. As células recém-produzidas movem-se para a superfície, para substituir as que descamaram.

Estrato espinhoso

É a camada mais espessa da epiderme, constituída de células poliédricas a pavimentosas.[5] O estrato espinhoso possui várias fileiras de células. As células desta camada têm prolongamentos espinhosos na superfície, que se encontram com prolongamentos espinhosos semelhantes das células vizinhas. No ápice dos prolongamentos, as células entram em contato através de desmossomas. Com o microscópio óptico, o desmossoma aparece como um ligeiro espessamento chamado nó de Bizzozzaro.[6]

A produção contínua de novas células no estrato basal empurra as células situadas acima do estrato espinhoso para o estrato granuloso. Durante este movimento, as células se achatam em um plano paralelo à superfície da pele.

Estrato granuloso

O estrato granuloso é distinguido porque suas células contêm numerosos grânulos, chamados grânulos de querato-hialina, que se coram com hematoxilina. O estrato granuloso possui apenas células de espessura. Consiste em células bastante achatadas, que contêm grânulos basófilos característicos.[7]

Estrato lúcido

O estrato lúcido, considerado por alguns histologistas uma subdivisão do estrato córneo, é uma camada fina que contém células eosinófilas altamente refráteis, nas quais o processo de queratinização está bem avançado. O núcleo e muitas das organelas citoplasmáticas se rompem e desaparecem à medida que a célula se preenche com a queratina, proteína intracelular. O estrato lúcido é visível apenas na pele espessa, e é uma camada de células finas, claras, homogêneas e pouco coradas, que se encontram imediatamente acima do estrato granuloso.[5]

Estrato córneo

O estrato córneo é a camada superficial. Suas células não possuem mais núcleo nem outras organelas. A membrana celular é espessa e sua superfície externa é recoberta, nas camadas mais profundas, por glicolipídios; o interior das células está cheio de queratina. A espessura do estrato córneo varia consideravelmente, sendo maior na pele espessa, e aumenta quando há exposição ao atrito. A espessura do estrato córneo é a principal responsável pela diferença entre a epiderme da pele espessa e a da pele delgada.[7]

As células mais superficiais são continuamente eliminadas como resultado da abrasão, como por exemplo, pelo atrito com a roupa. As pequenas escamas que se soltam, no entanto, não dão uma aparência descamativa ou áspera à pele, pois elas se misturam à secreção das glândulas sudoríparas e sebáceas. Por outro lado, as células perdidas são constantemente substituídas por células provenientes das camadas mais profundas da epiderme.

Estas células mortas são completamente preenchidas por uma proteína denominada queratina, são chamadas de células queratinizadas, e, por serem eliminadas constantemente, necessitam de substituição.

Toda a superfície cutânea está provida de terminações nervosas capazes de captar estímulos térmicos, mecânicos ou dolorosos. Essas terminações nervosas, ou receptores cutâneos, são especializadas na recepção de estímulos específicos. Por isso, alguns podem captar estímulos de natureza distinta. Porém, na epiderme, não existem vasos sanguíneos. Os nutrientes e o oxigênio chegam à epiderme por difusão a partir de vasos sanguíneos da derme.

Nas regiões da pele com presença de pelo, existem terminações nervosas específicas nos folículos capilares e outras chamadas terminais ou receptores de Ruffini. As terminações nervosas são formadas por axônios que envolvem o folículo piloso e captam as forças mecânicas aplicadas contra o pelo. Os terminais de Ruffini, com sua forma ramificada, são receptores térmicos de calor.

Na pele, encontram-se ainda cinco tipos de receptores comuns:

- *Corpúsculos de Paccini:* captam especialmente estímulos vibráteis e táteis.
- *Discos de Merkel:* de sensibilidade tátil e de pressão.
- *Terminações nervosas livres:* sensíveis aos estímulos mecânicos, térmicos e especialmente aos dolorosos.
- *Corpúsculos de Meissner:* receptores táteis, estão nas saliências da pele sem pelos.
- *Bulbos terminais de Krause:* receptores térmicos de frio (Fig. 1-2).

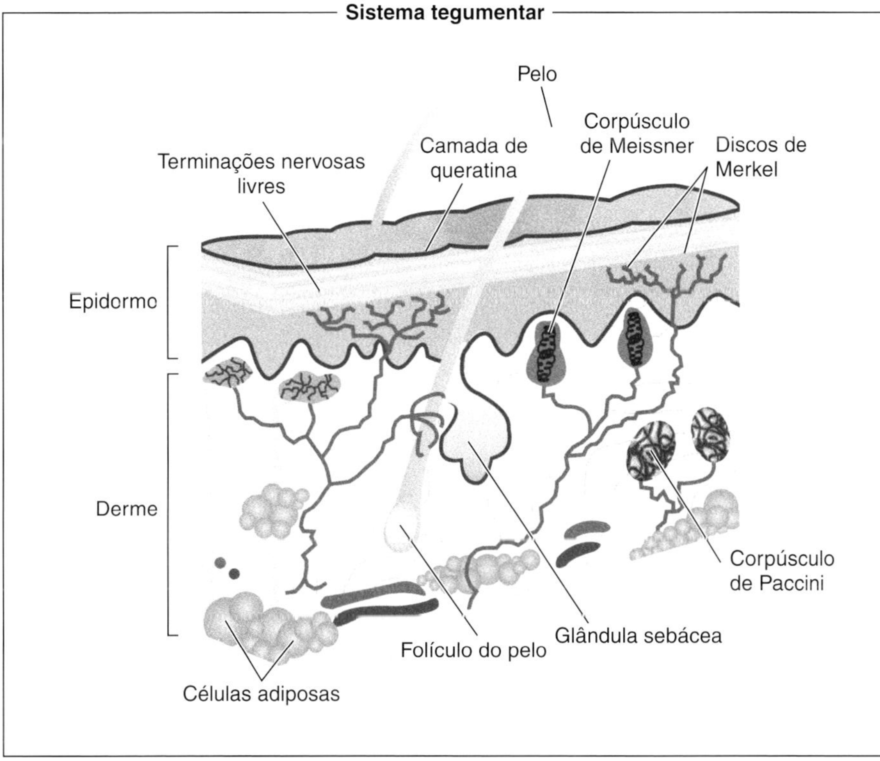

Fig. 1-2. Epiderme e derme. (Ver *Prancha* em *Cores.*)

DERME

É a segunda camada da pele, porém, a principal parte dela. É composta por fibras colágenas e elásticas, tecido conjuntivo frouxo, tecido adiposo e tecido conjuntivo denso irregular. Mais espessa na palma das mãos e planta dos pés. Quanto à função, fornece suporte mecânico, rigidez e espessura da pele.[8]

Há, na derme, duas camadas, de limites pouco distintos, que são a papilar, superficial, e a reticular, mais profunda.

Camada papilar

A camada papilar é delgada, constituída por tecido conjuntivo frouxo, e o seu nome é papilar porque ela penetra nas papilas dérmicas. Nesta camada, foram descritas fibrilas especiais de colágeno, que se inserem na membrana basal e penetram profundamente na derme. Estas fibrilas têm função de prender a derme à epiderme. A interface entre a camada papilar e a camada reticular da derme é indistinguível, porque as duas camadas são constituídas uma à outra.[5]

Camada reticular

A camada reticular é mais espessa, constituída por tecido conjuntivo denso. Tem esse nome porque os feixes de fibras colágenas que a compõem se entrelaçam em um arranjo semelhante a uma rede.[4]

TECIDO SUBCUTÂNEO OU HIPODERME

Sob a pele, há uma camada de tecido conjuntivo frouxo, denominada de tecido subcutâneo, rico em fibras e em células que armazenam gordura (células adiposas ou adipócitos). A camada subcutânea, conhecida também como hipoderme, atua como reserva energética, proteção contra choques mecânicos e isolante térmico.

É a camada mais profunda do sistema tegumentar, formada por tecido frouxo ou adiposo. Ela permite que os músculos se contraiam sem que se repuxe a pele. Alguns autores não consideram a hipoderme parte da pele, mas é importante porque fixa a pele às estruturas subjacentes, conhecidas como tela subcutânea, tecido subcutâneo ou fáscia superficial.[4] A hipoderme pode ter uma camada variável de tecido adiposo, depositando a maior parte dos lipídios nas pessoas obesas, dependendo do grau de nutrição do organismo e da região estudada. A distribuição da gordura não é uniforme em todas as regiões do corpo. Nos indivíduos normais, algumas regiões nunca acumulam gordura, como a pálpebra, cicatriz umbilical, região esternal, o pênis e as dobras articulares. Já em outras regiões, há maior acúmulo de tecido adiposo, como a porção proximal dos membros, a parede abdominal, e principalmente as porções laterais.[4]

ANEXOS

Além dos vasos sanguíneos e linfáticos, e dos nervos, são encontradas também na derme as seguintes estruturas, derivadas da epiderme: pelos, glândulas sebáceas e sudoríparas e unhas.

Os pelos são acessórios da pele. Responsáveis pela manutenção da temperatura corporal, são células fundidas, mortas e queratinizadas, formadas por uma parte externa (haste) e uma interna (raiz). A base do folículo é o bulbo, que contém a papila (vascularização responsável pela nutrição) e a matriz (que tem a função de formar novos pelos).

As glândulas sebáceas se concentram no folículo piloso, onde se abrem diretamente no canal do pelo. Estas glândulas não existem nas palmas das mãos e na planta dos pés. Estas secretam sebo, que impede o ressecamento do pelo, a evaporação excessiva de água, mantém a pele macia e evita a proliferação de certas bactérias.

As glândulas sudoríparas são responsáveis pela produção e pelo transporte do suor, atuando como reguladores térmicos.

As unhas derivam de espessamentos ectodérmicos que aparecem na extremidade dos dedos. Mais tarde, esse espessamento migra dorsalmente e sofre um intenso processo de cornificação, que constitui as unhas, firmemente aderidas, duras e queratinizadas. Possuem corpo, margem livre e raiz. Seu corpo é rosado devido à capilarização. Tem a função de possibilitar a manipulação de pequenos objetos e proteger as extremidades dos dedos.

As unhas são espaçamentos duros córneos da epiderme e sobrepostos às faces dorsais das falanges distais. Protegem as sensíveis pontas dos dáctilos e auxiliam nas sensações. A porção proximal do corpo apresenta uma área da zona córnea que é opaca e em forma de meia-lua, denomina-se lânula (do latim: a pequena lua).

EMBRIOLOGIA DA PELE

Durante o período embrionário, a epiderme deriva de um grupo de células denominado de ectoderme, cresce para dentro da derme, dando origem aos anexos da pele: glândulas sudoríparas, folículos pilosos, glândulas sebáceas e unhas. A pele e seus anexos têm origem dupla, a saber:

- *Epiderme:* pelos, unhas, glândulas sebáceas e sudoríparas origem ectodérmica.
- *Derme:* origem mesodérmica.

A pele é o maior órgão do corpo humano, atingindo 15% do peso corporal total. Apresenta múltiplas funções, entre as quais, graças à camada córnea que reveste a epiderme, protege o organismo contra a perda de água por evaporação e contra o atrito. Além disso, por meio de suas terminações nervosas, está em comunicação constante com o ambiente, através de seus vasos, glândulas e tecido adiposo, o que colabora na termorregulação do corpo.

As glândulas sudoríparas participam da termorregulação e da excreção de várias substâncias. Um pigmento que é produzido e acumulado na epiderme, a melanina, tem função protetora contra os raios ultravioleta.[2]

O limite entre a epiderme e a derme não é regular, apresentando saliências e reentrâncias das duas camadas, que imbricam e se ajustam entre si, aumentando a coesão entre a epiderme e a derme. As projeções da derme recebem o nome de papilas dérmicas.

A superfície externa do corpo e quase todas as suas superfícies internas são recobertas por folhetos celulares contínuos conhecidos como membranas epiteliais ou epitélios, que, juntamente com as várias glândulas que se desenvolvem a partir deles, constituem o tecido epitelial. O tecido epitelial é caracterizado por íntimo contato intercelular de suas células morfologicamente polarizadas. Além disso, exibe uma ampla faixa de especialização.[7]

O epitélio de revestimento é classificado de acordo com a forma das células da superfície livre de tecido, o número e o arranjo das camadas celulares do tecido.

Quanto ao número de camadas:

- *Epitélio simples:* um epitélio simples consiste em uma camada única de células.
- *Epitélio estratificado:* um epitélio estratificado possui espessura de pelo menos duas camadas celulares.
- *Epitélio pseudoestratificado:* um epitélio pseudoestratificado possui apenas uma camada celular de espessura, mas dá a impressão de ser estratificado porque algumas de suas células são mais curtas que as outras, e, portanto, não alcançam sua superfície livre.[9]

Quanto à forma das células:

- *Epitélio pavimentoso:* apresenta células achatadas e delgadas.
- *Epitélio cúbico:* apresenta células tão altas quanto largas.
- *Epitélio cilíndrico:* apresenta células mais altas do que largas.[9]

TECIDO CONJUNTIVO

O tecido conjuntivo estabelece uma continuidade com o tecido epitelial, mantendo o organismo funcionalmente integrado.[5] Apresenta diversos tipos de células separadas por abundante material extracelular sintetizado por elas.[9]

O tecido conjuntivo tem diversas funções: sintetiza, segrega, renova, estoca e distribui substâncias e nutrientes em função dos órgãos que ele está envolvendo. É formado por células, formações fibrilares, substância fundamental, vasos sanguíneos, linfáticos e nervos.

O material intercelular do tecido conjuntivo é formado por substância fundamental amorfa produzida por fibroblastos. Os fibroblastos garantem a elaboração e a conversão das fibras colágenas e das macromoléculas da matriz intercelular.

A substância fundamental amorfa se caracteriza por preencher os espaços entre as células e as fibras do conjuntivo e, sendo viscosa, representa, até certo ponto, uma barreira à penetração de partículas estranhas no interior dos tecidos. A sua consistência varia desde um gel fluido até um gel semissólido.[4]

A substância fundamental é composta por água, sais minerais, proteoglicanas, ácido hialurônico e glicoproteínas.[10]

Os tecidos conjuntivos classificam-se em:

- *Tecido conjuntivo frouxo:* é encontrado na pele, nas mucosas e nas glândulas. Tem a função de apoiar e nutrir as células epiteliais e sustentar os vasos sanguíneos. É um tecido delicado, flexível e pouco resistente às trações. E é o mais espalhado no corpo.
- *Tecido conjuntivo denso irregular:* é formada uma trama tridimensional pelos feixes colágenos, o que trará ao tecido certa resistência às trações em qualquer direção, formando a camada dérmica da pele.
- *Tecido conjuntivo denso regular:* os feixes colágenos são orientados seguindo uma organização fixa. Eles formam os tendões dos músculos e os ligamentos das articulações.[9]

As células do tecido conjuntivo possuem características e funções próprias, e com isso, determinam o aparecimento de vários tipos de tecidos. São elas: fibroblastos, macrófagos, células mesenquimatosas indiferenciadas, mastócitos, plasmócitos, leucócitos e células adiposas.

TECIDO ADIPOSO

O tecido adiposo é um tipo especializado de tecido conjuntivo, sendo um grande reservatório de gordura sob a forma de triglicerídeos.[11]

As células adiposas, ou também chamadas de adipócitos, ocorrem isoladamente ou em grupos nas malhas de muitos tecidos conjuntivos, sendo especialmente numerosas no tecido adiposo, como o próprio nome já diz. À medida que a gordura se acumula, as células aumentam seu volume e tornam-se globosas.[4]

Existem dois tipos de tecido adiposo: o comum, amarelo ou unilocular, e o pardo, ou multilocular.

A principal função do tecido adiposo pardo é a termogênese, enquanto o tecido branco apresenta um papel mais complexo e dinâmico, pois é responsável por armazenamento e balanço energético, secreção de fatores na resposta imunitária, balanço energético e regulação do apetite.[11]

Praticamente todo o tecido adiposo encontrado no homem adulto é do tipo amarelo, apresentando grande capacidade de hipertrofia.[11] O tecido pardo é encontrado nos recém-nascidos e na nuca de adultos.

A gordura armazenada representa a fonte mais abundante de energia potencial, comparada aos outros nutrientes, podendo ser quase ilimitada, e seus maiores fornecedores são os adipócitos, células gordurosas especializadas para a síntese e o armazenamento de triglicerídeos, compreendendo cerca de 90% das células.

Os adipócitos têm uma função metabólica intensa: lipogênica (estocagem dos ácidos graxos sob forma de triglicerídeos) e lipolítica (liberação de ácidos graxos).[12]

O tecido adiposo subcutâneo compreende duas camadas distintas separadas pela fáscia superficial, uma camada superficial, que contém a gordura de fácil eliminação, e uma camada profunda, representada pela gordura de reserva, de mobilização difícil. É formado por um acúmulo de adipócitos agrupados em lóbulos separados por tramas do tecido conjuntivo.

METABOLISMO DO TECIDO ADIPOSO

- A mobilização dos lipídios acontece com velocidades diferentes nas regiões femoral e abdominal.
- Diversos fatores influenciam a lipólise ou lipogênese, como a insulina, que estimula a lipogênese. Sua afinidade é aumentada por estrógeno e prolactina, sendo diminuída por progesterona, testosterona, hormônio luteotrófico e glicocorticoides.
- O exercício físico melhora a resposta dos adipócitos à insulina, diminuindo sua concentração plasmática.
- Quando há um balanço energético positivo, sintetizam-se os triglicerídeos a partir dos ácidos graxos e glicerol.

Em pessoas de peso normal, o tecido adiposo corresponde a 20-25% do peso corporal na mulher e 15-20% no homem.

DISTRIBUIÇÃO DA GORDURA

- A obesidade marcada por deposição na área abdominal é denominada obesidade central ou androide, mais comum nos homens.
- Quando a deposição excessiva estiver localizada nos quadris e nas coxas, a obesidade é denominada periférica ou ginoide, mais comum nas mulheres.
- O padrão de distribuição de gordura é hereditário e pode ser associado à atividade regional de uma enzima denominada lipase lipoproteica, que limita o ritmo de captação dos triglicerídeos pela célula adiposa.

2 UNIDADES OPERACIONAIS

As unidades operacionais são o conjunto órgão–funcional–homeostático do tecido conjuntivo dérmico. Existem, no tecido conjuntivo adiposo, quatro unidades operacionais, são elas:

- Unidade matricial-intersticial.
- Unidade microcirculatória.
- Unidade neurovegetativa.
- Unidade energética-adiposa.

Estas quatro unidades operacionais estão interligadas e em sintonia mútua, mantendo o equilíbrio do tecido conjuntivo adiposo.[10]

UNIDADE OPERACIONAL MATRICIAL–INTERSTICIAL (UMI)

O principal elemento nesta unidade é o fibroblasto, que é responsável pela síntese, secreção e degradação dos elementos do conjuntivo.

O colágeno e a proteína, que são os componentes fibrilares do tecido conjuntivo, são as maiores proteínas extracelulares do corpo. Existem mais de uma dúzia de tipos de colágeno, mas os principais são os de 1 a 5.

- *Colágeno tipo I:* constitui 90% do colágeno no corpo dos mamíferos. Formam fibras e feixes resistentes. É encontrado nos tendões, ligamentos, nas cápsulas, nos ossos etc.
- *Colágeno tipo II:* é encontrado na cartilagem hialina e na cartilagem elástica. Forma fibrilas muito finas.
- *Colágeno tipo III:* forma as fibras reticulares.
- *Colágeno tipo IV:* não é constituinte do tecido conjuntivo, é encontrado nas lâminas basais.
- *Colágeno tipo V:* componente das membranas fetais e placenta.

A substância fundamental também está presente na unidade operacional matriz-intersticial. É constituída por água, sais minerais, proteoglicanas, ácido hialurônico e glicoproteínas. As proteoglicanas, juntamente com o colágeno e os componentes elásticos, formam as principais macromoléculas da matriz extracelular do conjuntivo. Uma das principais classes de macromoléculas são as glicosaminoglicanas, que quando unidas às proteínas por ligação covalente, formam as proteoglicanas.

As moléculas de proteoglicanas e glicosaminoglicanas formam um gel amorfo, onde se localizam as fibras colágenas e elásticas.

Alguns fatores podem influenciar e modificar a matriz das proteoglicanas e glicosaminoglicanas, entre eles: variação topográfica, idade, estrógenos, gravidez, hipotireoidismo, diabetes, corticoides, hormônio do crescimento, prostaglandinas, enzima hialuronidase, pH, oxigênio, vitaminas A e C.

Na lipodistrofia ginoide (LDG), há alterações estruturais nas macromoléculas intersticiais, levando a repercussões nos adipócitos, na substância fundamental, nos vasos e no interstício extracelular.

Nos vasos, ocorrem alterações na composição normal das paredes, repercutindo na permeabilidade. A substância fundamental fica mais viscosa e hiperpolimerizada. No interstício extracelular, devido ao acúmulo de líquido extravasado, há diferença no gradiente de pressão. O intumescimento da matriz extracelular comprime os capilares e induz ao empobrecimento da microcirculação.

UNIDADE OPERACIONAL MICROCIRCULATÓRIA (UMC)

Faz parte desta unidade a circulação sanguínea e linfática.

A microcirculação é formada por um conjunto complexo composto de microvasos. As estruturas elementares que compõem a microcirculação são as arteríolas, as vênulas e os capilares.

O sistema venoso é um sistema tubular fechado, enquanto o linfático é um sistema canalicular aberto ao interstício, para sua drenagem, assegurando o transporte de grandes moléculas proteicas.

Alguns fatores influenciam na microcirculação do tecido conjuntivo adiposo, e estes fatores são divididos em endógenos e exógenos. Os endógenos são: sistema nervoso central e periférico (centros vasomotores simpáticos medulares, hipotálamo, córtex cerebral, centro respiratório, quimiorreceptores e barorreceptores), humorais (catecolaminas, acetilcolina, neurotransmissores), fatores químicos (cálcio, magnésio, oxigênio, pH) e fatores físicos (temperatura, pressões hidrostática e osmótica).

Fatores exógenos: físicos (traumas), químicos e farmacológicos.

Na LDG, ocorrem modificações no gel intersticial, devido aos efeitos da permeabilidade capilar aumentada e da vasodilatação arteríolo-capilar. Esse gel torna-se um verdadeiro obstáculo para as trocas vitais.

UNIDADE OPERACIONAL NEUROVEGETATIVA (UNV)

Esta unidade seria neurovegetativa e sensorial, já que o tecido conjuntivo dérmico é a base da sensibilidade proprioceptiva. Temos, portanto inervação no tecido derme-hipoderme, que é dividida em inervação cerebroespinal sensorial, formada pelas terminações nervosas livres, pelo corpúsculo de Meissner (tato), corpúsculo de Krause (frio), corpúsculo de Ruffini (calor) e corpúsculo de Paccini (pressão), e inervação neurovegetativa, formada pelas fibras amielínicas adrenérgicas e colinérgicas.[13]

Na LDG, a participação nesta unidade reflete diretamente nos adipócitos, arteríolas e vênulas, por intermédio dos receptores adrenérgicos alfa e beta.

Com a diminuição da lipólise, há hipertrofia adipocitária com sequelas expansivas territoriais. A vasodilatação arteriolar causa aumento da pressão intracapilar, e a vasoconstrição arteriolar causa um bloqueio do leito capilar regional. Com a diminuição do tônus parietal venular, há estase humoral intersticial e deficiência na circulação do retorno venoso e linfático e com o aumento do tônus parietal venular, ocorre insuficiência linfática por sobrecarga humoral hipertônica do interstício.

UNIDADE OPERACIONAL ENERGÉTICO-ADIPOSA (UEA)

Formada por tecido adiposo. Os adipócitos, quando completamente desenvolvidos, formam as maiores células do organismo, com diâmetro habitual de 10 a 100 μm, e podem chegar a 200 μm em indivíduos obesos.

Seu principal papel é o depósito de substância graxa, sob a forma de triglicerídeos, a partir dos carboidratos e lipídios circulantes.

3 LIPODISTROFIA GINOIDE (LDG)

SINÔNIMOS

- Celulite (nomenclatura errônea, mas popularmente conhecida).
- Lipodistrofiaginoide.
- Fibroedemeginoide.
- Fibroedemageloide.
- Lipodistrofia segmentar ou localizada.
- Paniculopatia edematofibroesclerótica.
- Mesenquimatose.
- Hidrolipodistrofia ginoide.
- Paniculose.
- Dermatopaniculose vasculopática.
- Lipoesclerose nodular.
- Linfostase cutânea regional.

A celulite hoje acomete em torno de 90% das mulheres em todo o mundo, portanto, é uma patologia que desperta grande interesse por estudos e novos tratamentos.

O termo celulite teve sua primeira descrição em 1926, por Paviot, e depois por Lagese, em 1938. Já neste período, o termo não foi bem aceito, já que o sufixo *ite* nos remete a patologias inflamatórias, sendo que essa patologia não faz parte destas afecções.[14,15]

Em 1977, Binazzi sugeriu o termo paniculopatia edematofibroesclerótica, em 1983, paniculose; Curri, em 1991, sugeriu lipoesclerose nodular, e finalmente em 1992, Cioporkin e Paschoal sugeriram o termo lipodistrofia ginoide.[10,16,17]

Adotaremos como nomenclatura no livro o termo lipodistrofia ginoide, pois, se desmembrarmos a palavra, significa *lipo* = gordura, *distrofia* = desordem nas trocas metabólicas do tecido, e *ginoide* = biotipo da mulher.

Por muitos anos, a LDG foi associada à obesidade, mas hoje os estudos demonstram que não só o aumento do tecido adiposo interfere no aparecimento da LDG, mas também outros aspectos que veremos na sequência. A obesidade é um fator agravante e não condicionante da LDG, assim como o edema e a flacidez.

Considerando a lipodistrofia ginoide (LDG) separadamente, teremos algumas conceituações importantes, dentre elas no que remete à histologia, à etiologia e à forma clínica.

A primeira definição para esta patologia foi proposta por Alquier & Paviot (1929), sendo uma distrofia celular complexa não-inflamatória do tecido mesenquimatoso, acompanhada por um desequilíbrio no metabolismo da água, causando assim uma saturação do tecido conjuntivo pelos líquidos intersticiais.[14] Eles achavam que a LDG fosse uma reação a estímulos traumáticos, tópicos, infecciosos ou glandulares. Estes autores, em estudos histopatológicos, encontraram três fases evolutivas da LDG, a primeira com edema difuso intersticial, a segunda com exsudação fibrinosa e colagenização, e a terceira com esclerose e atrofia cicatricial.

Já Kermongant (1960) definiu a LDG como uma perturbação metabólica da substância fundamental do tecido conjuntivo, podendo desencadear o desequilíbrio das constantes fisiológicas devido ao déficit de mucopolissacaridases.[18]

Em 1972, Falco, e, em 1983, Ribuffo concluiram que a LDG ocorria devido a alterações primárias do tecido adiposo. Já Binazzi, em 1977, e Curri, em 1991, defendiam a teoria de que as alterações na microcirculação eram as responsáveis pela patologia.[16,17,19,20]

Curri (1991), nos estudos histopatológicos, distinguiu três fases da LDG. A primeira, com alterações adipocitárias; a segunda, com colagenase, fibroplasia, hiperqueratose folicular e focos de edema na derme; e a terceira, uma fase de progressão da anterior.[17]

Singer (1984) detectou também três fases, a primeira, com alterações na epiderme como hiperqueratose e acantose, a segunda, acometendo a derme, com edema intersticial, dilatação linfática, mucinose difusa e feixes de fibras colágenas adelgaçadas. Na terceira fase, acometendo a hipoderme, foi demonstrada a mucoidose edematosa dos lóbulos adiposos com hipertrofia adipocitária.[21]

A LDG é uma alteração regional do panículo adiposo subcutâneo com desequilíbrio da histofisiologia local.[10]

Rossi e Vergnanini (2000) descreveram três fases evolutivas em estudos histopatológicos, na primeira fase havendo alteração dos adipócitos, associada a estase linfática, na segunda fase, fibroplasia, colagenase e neoformação capilar ocorrem com micro-hemorragias focais e hiperqueratose folicular. Há edema leve na derme. A terceira fase inclui as alterações anteriores somadas a esclerose das fibras do tecido subcutâneo e derme profunda, causando aparência de nódulos granulosos.[22]

Parienti (2001) define a LDG anatomopatologicamente como uma alteração dos diversos elementos do tecido conjuntivo subcutâneo, que leva a hiperviscosidade da substância fundamental, estase venulocapilar e linfática.[23]

Na sequência, são apresentados mais conceitos da LDG.

Ocorre uma alteração nos diversos elementos do tecido conjuntivo, juntamente com uma infiltração edematosa, de caráter não-inflamatório, que leva à polimerização da substância fundamental, mecanismo esse gerado como uma forma de defesa do organismo, produzindo uma reação fibrótica ao infiltrar-se nas tramas do conjuntivo.

Ocorre, assim, deformação do tecido conjuntivo subcutâneo, com transformações fibrinoides das fibras conjuntivas, vasodilatação com estase venosa e linfática.

A LDG é um processo reativo da substância fundamental sequente a uma alteração do meio interno, especialmente a infiltração edematosa, favorecido por causas locais e gerais, em razão do qual as glicosaminoglicanas que a integram sofrem um processo de hiperpolimerização[4] (Fig. 3-1).

Apresenta, também, hiperviscosidade da substância fundamental, sobrecarga de triglicerídeos nas células adiposas, insuficiência venolinfática, estase venosa e linfática, e alteração estética do relevo cutâneo.

Distribuição arqueada das traves do conjuntivo da tela subcutânea, que aliada à hipertrofia do adipócito, fazem alterações no relevo da pele.[24]

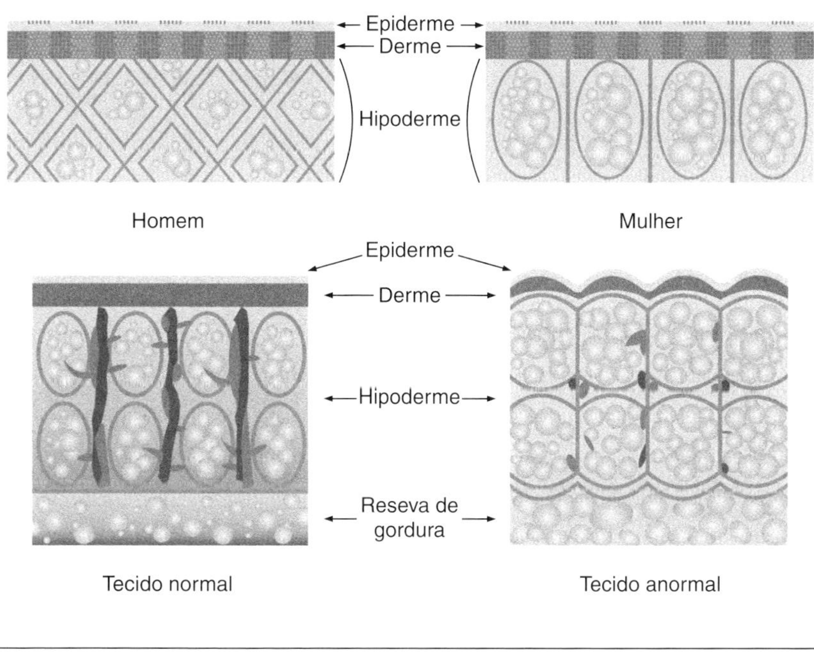

Fig. 3-1. Histologia do tecido com LDG. (Ver *Prancha* em *Cores*.)

A LDG é um espessamento não-inflamatório das capas subepidérmicas, às vezes dolorosa, que se manifesta em forma de nódulos ou placas de variada extensão e localização. Por essa razão, denomina-se esse processo também de fibroedema geloide.[4]

Godoy & Godoy (2003) consideram a LDG como uma doença de acúmulo em nível de interstício celular e células adiposas. O provável mecanismo fisiopatológico é uma linfostase cutânea regional, cujo mecanismo provavelmente interfere na contratiilidade dos vasos linfáticos e nos linfângios. A interferência seria na transmissão de estímulos neurológicos que envolvem a estrutura contrátil dos linfângios.[25]

Na LDG, encontramos alguns achados histológicos, tais como alterações na estrutura anatômica dos vasos, no fluxo dos vasos, na permeabilidade capilar, nas pressões e na concentração e no acúmulo de substâncias.[25]

Estudos usando Doppler mostraram que o fluxo sanguíneo nas áreas afetadas pela LDG, é 35% menor do que nas áreas não-afetadas[26] (Fig. 3-2).

A LDG evolui em quatro fases:[23]

- *Primeira fase:* estase venosa e permeabilidade capilar anormal. Congestão do tecido subcutâneo com vasodilatação, bloqueios conjuntivos, exsudação plásmica e formação de edema intersticial.
- *Segunda fase:* organização progressiva e colagenização do exsudato plásmico. Aumento da estase, a parede dos vasos capilares torna-se porosa e deixa filtrar para o tecido subcutâneo o soro com mucopolissacarídeos e sódio. Há, também, dissociação das tramas das fibras conjuntivas.

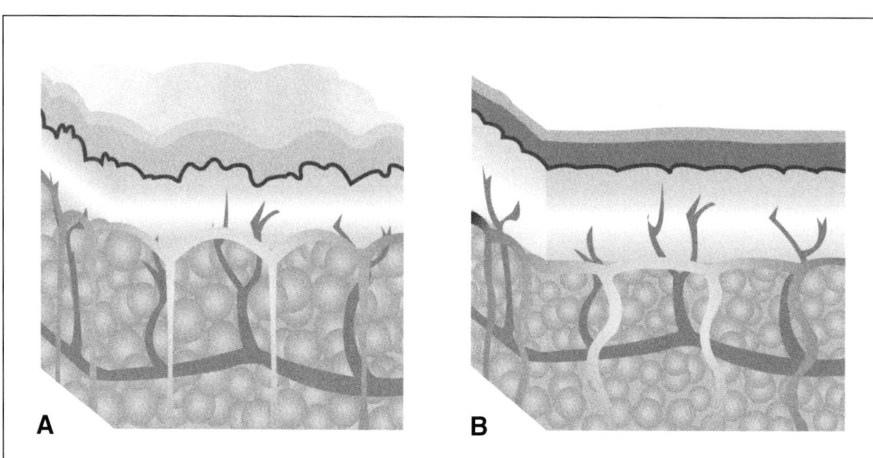

Fig. 3-2. Tecido com LDG (**A**) e tecido normal (**B**). (Ver *Prancha* em *Cores*.)

- *Terceira fase:* o fibrócito desencadeia a produção de elementos fibrosos inelásticos que se entremeiam, dividindo a hipoderme em compartimentos com múltiplos alvéolos. Há organização dos adipócitos em micronódulos.
- *Quarta fase:* fase fibrocicatricial, com alterações dos capilares. Os micronódulos comprimem as arteríolas e os nervos. As fibras conjuntivas aderem à pele.

ESTÁGIOS DA LDG

- *Primeiro estágio:* ocorrem modificações dos esfíncteres pré-capilares, levando assim a uma alteração da permeabilidade venulocapilar e consequentemente a ectasia capilar, transudação e edema pericapilar e interadipocitário.
- *Segundo estágio:* esta fase é consequência do edema anteriormente apresentado, que leva a uma resposta conjuntiva que promove a hiperplasia e hipertrofia do arcabouço reticular e a irregularidade da trama de fibrilas argentafins pericapilares e periadipocitárias. Os adipócitos são rodeados por septos reticulares grossos e irregulares.
- *Terceiro estágio:* agregação das fibrilas em fibras de colágeno que se distribuem em arranjos capsulares em torno de grupos de adipócitos, levando à formação de micronódulos.
- *Quarto estágio:* fase da esclerose das traves conjuntivas e formação de macronódulos, pela confluência dos micronódulos.

Fatores predisponentes para o surgimento da LDG:

- Genéticos.
- Idade.
- Sexo.
- Desequilíbrio hormonal.

Fatores agravantes para o surgimento da LDG:

- Estresse.
- Fumo.
- Sedentarismo.
- Desequilíbrios glandulares.
- Perturbações metabólicas do organismo em geral (diabetes).
- Maus hábitos alimentares.
- Disfunção hepática.
- Obesidade.
- Edema.
- Flacidez (Fig. 3-3).

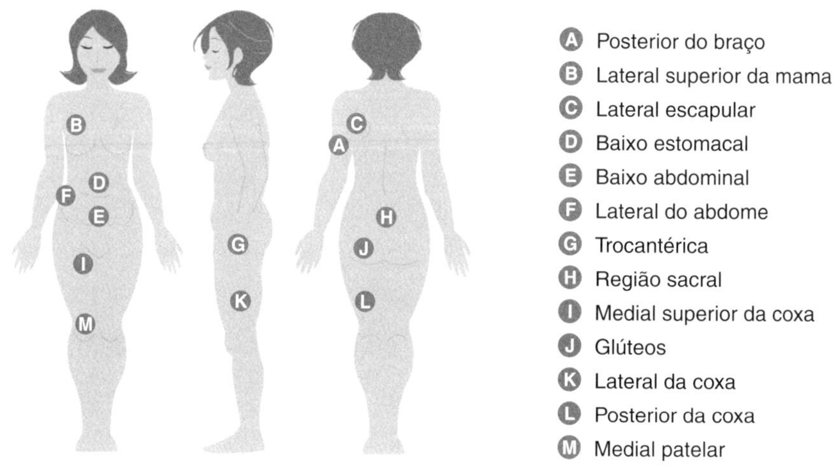

Fig. 3-3. Locais de predomínio da LDG. (Ver *Prancha* em *Cores*.)

CLASSIFICAÇÃO DA LIPODISTROFIA GINOIDE

Lipodistrofia ginoide branda (grau 1)

É assintomática, considerada fisiológica e normal. Observa-se uma hipertrofia banal da camada areolar, aumento da permeabilidade capilar e micro-hemorragias. Nesta etapa, a LDG não é visível (Fig. 3-4).

Lipodistrofia ginoide moderada (grau 2)

As queixas são estéticas, não há outros sintomas. Na inspeção, ainda a visualização é pequena, aumentando na palpação ou contração. A resposta aos tratamentos nesta fase é muito satisfatória.

Na unidade energética adipocitária há alteração areolar com hipertrofia moderada e hipertrofia lamelar. Na unidade matricial intersticial, o líquido intersticial está mais seroso. E na unidade microcirculatória, há alterações da permeabilidade da membrana e congestão venosa linfática, apresentando microedemas. Os sinais são irregularidade regional à palpação, não-dolorosas e não-aderentes[10] (Fig. 3-5).

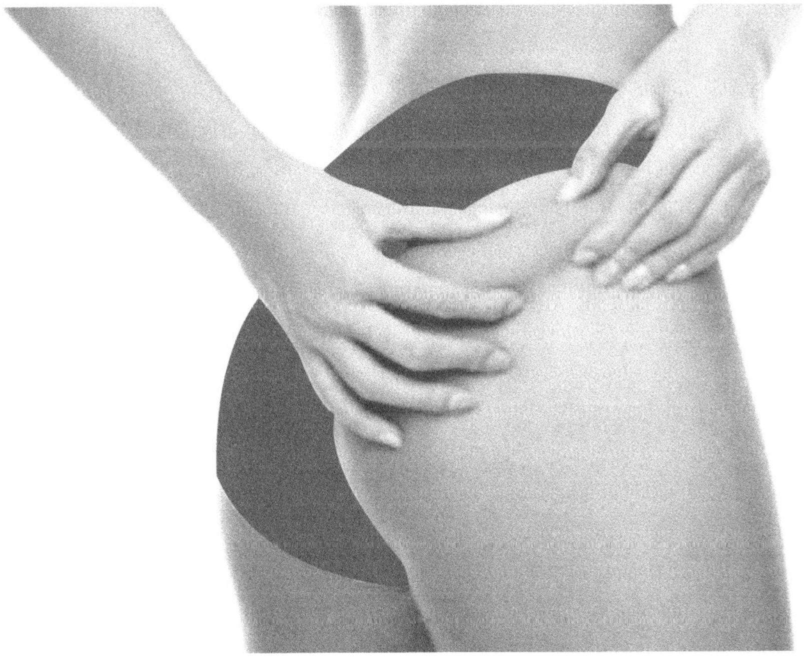

Fig. 3-4. Grau 1. (Ver *Prancha* em *Cores*.)

Lipodistrofia ginoide grave (grau 3)

Apresenta como sinal pele acolchoada, microvarizes, varicoses circunscritas, equimoses, sensibilidade aumentada, nódulos duros, placas distróficas e edema localizado. É totalmente visível, e na palpação é possível sentir nódulos fibrosos, e normalmente a paciente tem dor. Nesta etapa, visualmente encontramos a famosa pele em "casca de laranja". Os sintomas podem ser sensação de peso nas pernas.

Na unidade energética adipocitária, a camada areolar está com hipertrofia acentuada, a lamelar, hipertrófica e hiperplásica, e há invasão da fáscia superficial. Na unidade matricial intersticial, o líquido intersticial está viscoso, e há processo fibroso incipiente. Na unidade microcirculatória, há espessamento da membrana basal e alterações venolinfáticas moderadas (Fig. 3-6).

Lipodistrofia ginoide gravíssima (grau 4)

É considerada por muitos autores como irreversível, já que não responde satisfatoriamente aos tratamentos. Há grande ondulação da camada dermoepidérmica, devido à fibroesclerose das trabéculas do conjuntivo, que tracionam as camadas para baixo.

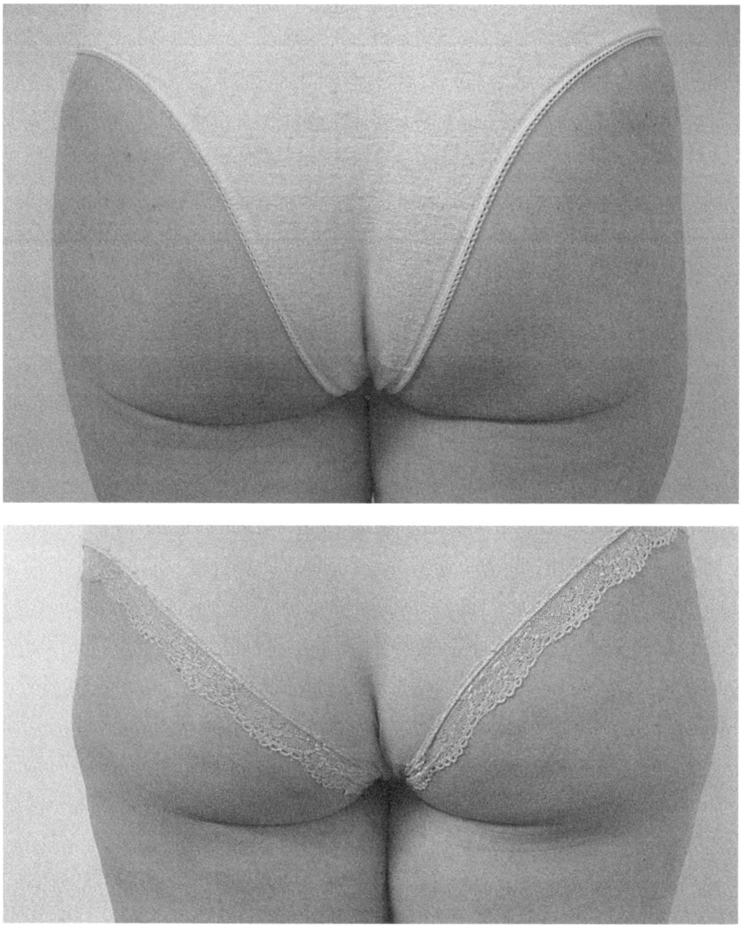

Fig. 3-5. Grau 2. (Ver *Prancha* em *Cores.*)

Os sinais apresentados neste grau são pele atrofiada, lustrosa, acolchoada, nodular dolorosa, microvarizes, equimoses e linfedema. Os sintomas são fadiga, dores nas pernas, peso, edema constante, hipotensão ortostática e dificuldade de locomoção.

Na unidade energética adipocitária, a camada areolar está com hipertrofia acentuada, a lamelar, hipertrófica e hiperplásica, com acentuada invasão da fáscia superficial. Na unidade matricial intersticial, o líquido intersticial está gelatinoso, há bridas trabeculares e processo fibroescleroso do conjuntivo. Na unidade microcirculatória, há vasculopatia arteriolar e capilar e alterações venosas e linfáticas (Fig. 3-7).

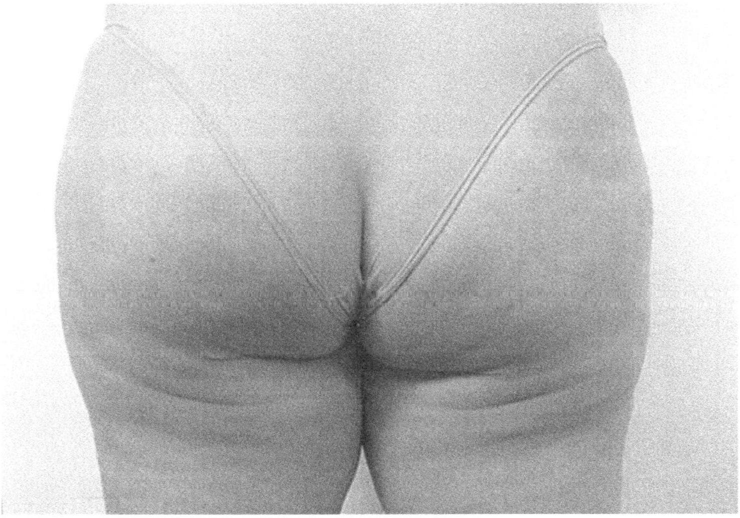

Fig. 3-6. Grau 3. (Ver *Prancha* em *Cores*.)

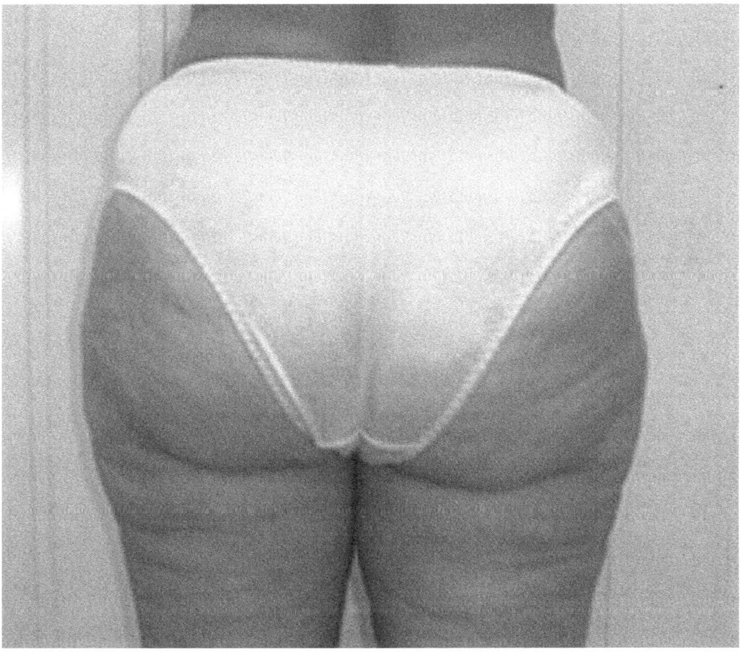

Fig. 3-7. Grau 4. (Ver *Prancha* em *Cores*.)

TIPOS DE LIPODISTROFIA GINOIDE

Dura

A pele possui um espessamento acentuado, porém esteticamente ela não apresenta grandes alterações. Geralmente encontrada em pacientes jovens que praticam atividade física regular. Tem um aspecto compacto, e não se modifica ao movimento. Apresenta formas rígidas, uma massa dura, sem mobilidade, e os tecidos envolvidos são espessos, sólidos e revestidos de uma camada compacta. Esta forma de LDG pode provocar irritações e compressões futuras.

Flácida

A LDG é acompanhada de flacidez, geralmente encontrada em pacientes sedentárias, com hipotonia muscular e tissular. Geralmente acomete mulheres maiores de 40 anos. Também ocorre em mulheres com perda de peso abrupto.

Edematosa

É a mais grave de todas, no entanto, é menos frequente. Fácil de identificar, já que o próprio nome diz, ela vem acompanhada de edema. Ocorre sensação de peso nas pernas. Há predomínio das alterações capilares.

Mista

Apresenta mais de um tipo de LDG, ocorre com bastante frequência.

TEORIAS QUE EXPLICAM O SURGIMENTO DA CELULITE

Ciporkin (1992) cita nove teorias defendidas pelos respectivos criadores, que explicariam a etiologia da LDG.[10]

Teoria reumática de Alquier e Paviot (1920)

Foram os primeiros autores a descrever a celulite como uma distrofia celular complexa não-inflamatória do sistema mesenquimatoso, acompanhada de um problema no metabolismo da água, causando uma saturação no tecido conjuntivo pelos líquidos intersticiais. Este fenômeno representaria uma resposta do tecido conjuntivo a agressões traumáticas, tóxicas, infecciosas ou glandulares.[14]

Teoria alérgica de Lagéze (1928)

A partir de um estudo histológico, o autor descreveu a LDG em três etapas sucessivas:

- Uma fase congestiva de invasão serosa, produzindo infiltração flácida e dolorosa.
- Uma segunda fase de hiperplasia e deformação fibrosa, onde ocorre colagenizaçao, dando à pele o aspecto nodular e acolchoado.
- Uma terceira fase de retração esclerosa e atrófica cicatricial, irreversível, com comprometimento nervoso e vascular.

Não há sinais de inflamação, invocando a natureza alérgica, após o achado histológico de um exsudato de origem vascular resultante de um fenômeno de vasodilatação igual ao encontrado nas manifestações anafiláticas. Portanto, a LDG seria constituída de uma série de edemas repetidos, deixando persistir o exsudato.[15]

Teoria tóxica de Laroche (1929)

O autor considerava a LDG como uma reação do organismo às toxinas derivadas da insuficiência renal ou hepática. Acúmulos de resíduos como ácido lático, ácido úrico, colesterol tendem a provocar inchaço na célula, causando uma reação semelhante à da LDG.[27]

Teoria metabólica de Rubens-Durval (1950)

Um desvio metabólico faz uma perturbação nutritiva histológica de caráter distrófico, que leva a uma diminuição do anabolismo protéico e um aumento do anabolismo lipídico. Há um acúmulo de gorduras não-comuns, constituídas essencialmente por ácidos graxos saturados.[28]

Teoria hormônica de Weil-Fage (1952)

A LDG foi atribuída como resultante de uma deficiência hormônio-glandular e depois a um estado hiper-hormonal paratireoideano.[29]

Teoria circulatória de Merlen (1958)

De origem também alérgica e hemodinâmica. Déficit circulatório, explicado por causas endógenas como certas modificações do estado físico-químico da substância fundamental, impedindo a livre circulação dos líquidos intersticiais.[30]

Teoria bioquímica de Kermongant (1960)

Perturbação metabólica na substância fundamental, déficit de mucopolissacaridase, levando a uma modificação do equilíbrio das constantes biológicas. A floculação dos ácidos hialurônicos leva a uma acidificação do meio intersticial, tornando maior a hidrofilia nesta região.[18]

Teoria hiperfoliculínica de Cariel (1982)

Hiperfoliculimia relativa relacionada com uma modificação dos receptores periféricos, de origem corticodiencefálica. O autor ressalta também a importância que os fatores psicológicos e sociológicos desempenham na etiologia da LDG.[31]

Teoria vasculopática de Segers (1984)

Processo vasculopático diabetes-símile, que seria o resultado de uma desordem sistêmica ligada ao metabolismo dos lipídios, glicídios e alterações hormonais (gonadotrofinas, antidiuréticos e tireoidianos).[32]

Se a celulite fosse unicamente obtida pelo volume do tecido adiposo, poderíamos dizer que homens e mulheres com quantidades iguais de tecido adiposo demonstrariam celulite na mesma proporção e sua presença não se justificaria em indivíduos magros. No entanto, sua prevalência indica que a celulite está ligada às diferenças na organização do tecido conjuntivo.[33]

Tanto a variabilidade na estrutura do tecido conjuntivo, como a suscetibilidade ao aparecimento da celulite estariam, principalmente, relacionadas com os hormônios sexuais e não com a genética do indivíduo, pois existem evidências de estruturas de fibras subcutâneas femininas na fáscia superficial de homens hipoandrogênicos.[34]

No estudo de Rosembaum *et al.* (1998) não se observou diferença no metabolismo do tecido adiposo de regiões afetadas e não afetadas por celulite, nem diferenças entre os sexos. Também não encontraram alterações no fluxo circulatório.[34]

Piérardi *et al.* (2000) também não observaram alterações nos capilares linfáticos, contrapondo-se com trabalhos de Curri (1993) e Curri e Bombardeli (1994), que propõem alterações linfáticas e venulares como fator etiológico para o déficit microcirculatório.[17,35,36]

4 AVALIAÇÃO DA LDG

- Anamnese.
- Inspeção.
- Exame físico.

No exame físico, há várias maneiras de se diagnosticar a LDG, mas a maioria delas é inviável devido ao alto custo. Portanto, as técnicas mais utilizadas são as de avaliação antropométrica, por serem de fácil aplicação e baixo custo.

A seguir, são apresentadas algumas sugestões de avaliação:

1. A medida das circunferências é grandemente utilizada, pois revela, no pós-tratamento, melhoras significativas (Fig. 4-1).

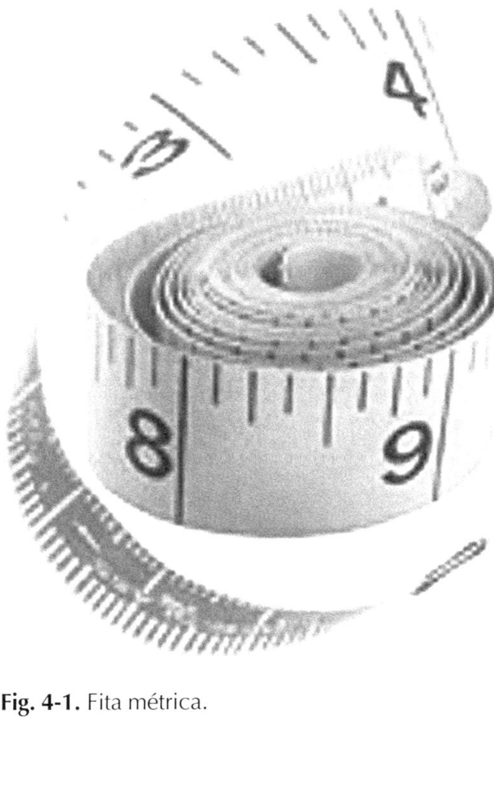

Fig. 4-1. Fita métrica.

2. A adipometria também é de fácil execução e baixo custo. As medidas das dobras cutâneas, além de serem uma referência para os resultados pós-tratamento, podem, por meio de fórmulas, informar-nos o percentual de gordura corporal (Fig. 4-2).
3. O índice de massa corporal (IMC) também pode ser utilizado para verificarmos se há obesidade associada ou não. Encontra-se o IMC ao dividir o peso pela altura ao quadrado.
4. A bioimpedância calcula as proporções de água, massa magra e massa gorda, mas não avalia as alterações do tecido conjuntivo.
5. A tomografia computadorizada e ressonância magnética fornecem dados sobre a hipoderme e o relevo adiposo, não sendo específicas para avaliação da LDG, e também são exames caros, tornando-se inviável sua realização com freqüência.
6. A xerografia pode ser utilizada também, irradiando na pele raios X, usando campo eletromagnético. Permite separar bem as massas ósseas e as partes moles.
7. A termografia é também de fácil acesso; consiste em uma placa flexível de cristal de colesterol termossensível, colocada sobre a pele para evidenciar alterações de temperatura. Porém, pode sofrer interferências do ambiente externo (como sol, febre, ciclo menstrual etc.) (Fig. 4-3).
8. A ecografia bidimensional é um método que identifica alterações nos tecidos subcutâneo, conjuntivo e circulatório, considerada eficaz para o diagnóstico da LDG. Com transdutores de 7,5 a 10 MHz de frequência, deter-

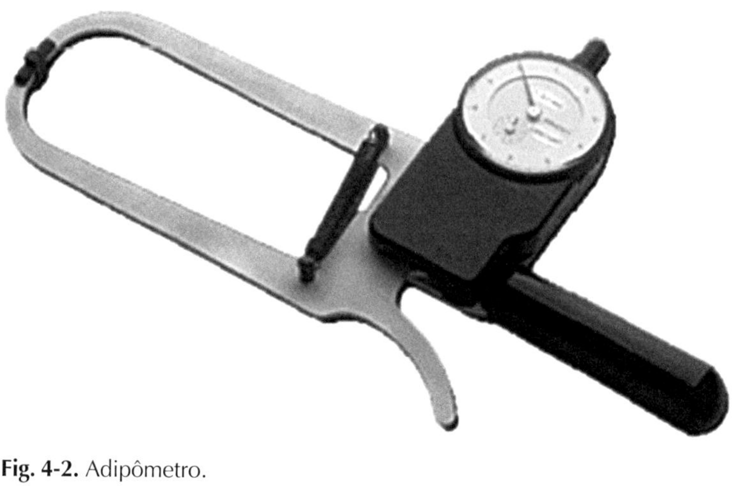

Fig. 4-2. Adipômetro.

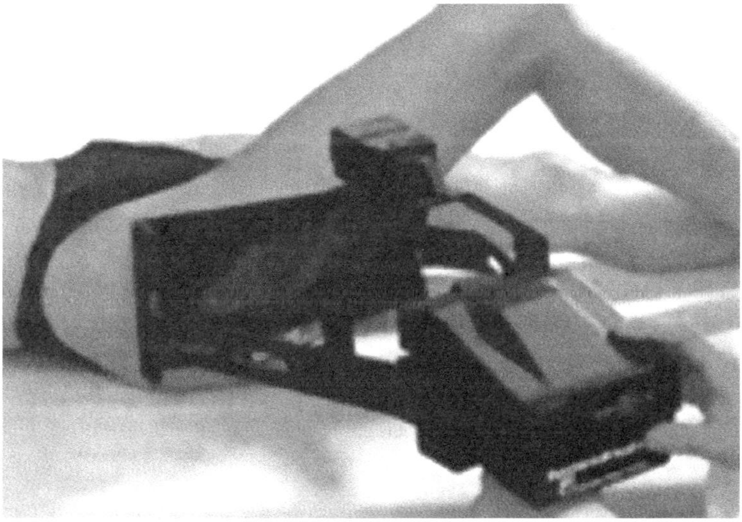

Fig. 4-3. Termografia.

mina a espessura da derme e do tecido subcutâneo, mostrando se há presença de nódulos. Numa frequência de 20 a 40 Hz, avalia também a derme reticular e papilar e a presença de edema na região. É possível também analisar a junção dermoepidérmica, que se mostra lisa nas regiões sem LDG.[37]

9. O eco-Doppler é bastante recomendado quando há patologias vasculares associadas.
10. Exames histopatológicos são os que melhor retratam o estado da LDG, porém são exames invasivos e não frequentemente utilizados na prática. As seguintes colorações são utilizadas: HE para rotina, *alcian blue* para polissacarídeos, PAS para membrana basal, Weigert-Van Greson para fibras elásticas colágenas e musculares e o tricrômico de Masson para contraste entre as fibras colágenas e os músculos dérmicos.[37]

Ainda na prática, utilizamos muito a fotografia que, se bem tirada e respeitando padrões pré-estabelecidos, fornece-nos a base para comparação dos resultados de tratamento, apesar de não ser a mais indicada para investigação científica.

Sugiro a utilização de um protocolo validado, desenvolvido por Meyer *et al.* (2005), que contempla os dados necessários para uma avaliação completa da LDG.[38]

PROTOCOLO DE AVALIAÇÃO DO FIBROEDEMA GINOIDE

I. IDENTIFICAÇÃO

Nome: ______________________________ Idade: ____ Sexo: ☐ F ☐ M

Endereço: ______________________________ Telefone: ____________

Estado civil: __________ Escolaridade: ________ Profissão: __________

Indicação: ______________ Data da avaliação: ____________________

II. ANAMNESE

Q.P: ____

____

HD.A.: ____

____

Antecedentes familiares: ________________________________

Antecedentes patológicos: ________________________________

Consome bebida alcoólica: ☐ Não ☐ Sim ☐ Diariamente ☐ Frequentemente
☐ Ocasionalmente

Fuma: ☐ Não ☐ Sim ☐ 1 a 5 ao dia ☐ 5 a 10 ao dia ☐ mais de 10 ao dia

Atividade física: ☐ Não ☐ Sim, qual(ais): ____________________

Freq.: ______________________

Tipo de alimentação: ☐ Hipocalórica ☐ Normal ☐ Hipercalórica

Distúrbios circulatórios: ☐ Não ☐ Sim, qual(ais): ______________

Distúrbios endócrino-metabólicos: ☐ Não ☐ Sim, qual(ais) __________

Distúrbios emocionais: ☐ Não ☐ Sim, qual(ais): ________________

Idade da menarca: ____________ Menstruação: ☐ Regular ☐ Irregular

N° de gestações: ________ N° de filhos: ________ N° de abortos: ________

Uso de medicamentos: ☐ Nenhum ☐ Hormônios esteroides
____________________ ☐ Hormônios tireoidianos ☐ Corticoides? _____

Anti-histamínicos ☐ Outros, qual(ais): ______________________

Tempo de uso: ____

III. EXAME FÍSICO

a) Inspeção

Corda pele: ☐ Branca ☐ Parda ☐ Negra

Alterações posturais: ☐ Ausente ☐ Presente, qual(ais): ____________

Adiposidade localizada: ☐ Ausente ☐ Presente, local(ais): __________

Depressões: □ Ausentes □ Presentes com a contração muscular
□ Presentes em repouso

Edema:	□ Ausente	□ Presente
Cacifo:	□ Negativo	□ Positivo
Microvarizes:	□ Ausente	□ Presente
Telangiectasias:	□ Ausente	□ Presente
Equimose:	□ Ausente	□ Presente
Estria:	□ Ausente	□ Presente

b) Palpação:

Trofismo da pele:

Flacidez muscular: □ Ausente □ Presente

Teste da casca de laranja: □ Negativo □ Positivo

Local(ais): ____

Teste da preensão: □ Sem dor □ Dor fraca □ Dor desconfortável
□ Dor angustiante

Dor torturante, local(ais): ____________________________

Aderência tecidual: □ Ausente □ Presente, local(ais): __________

Temperatura local: □ Aumentada □ Normal □ Diminuída

Local(ais): ____

Forma do FEG: □ Flácida □ Dura □ Edematosa □ Mista

IV. CLASSIFICAÇÃO

- *Grau brando:* foram detectadas depressões e saliências no teste da "casca de laranja" e/ou na contração muscular. Não há aumento da sensibilidade dolorosa.
- *Grau moderado:* foram detectadas depressões e saliências apenas à inspeção. Há aumento da sensibilidade dolorosa.
- *Grau grave:* foram detectadas depressões e saliências intensas à inspeção e em qualquer posição, assemelhando-se a um "saco de nozes". Há aumento da sensibilidade dolorosa.

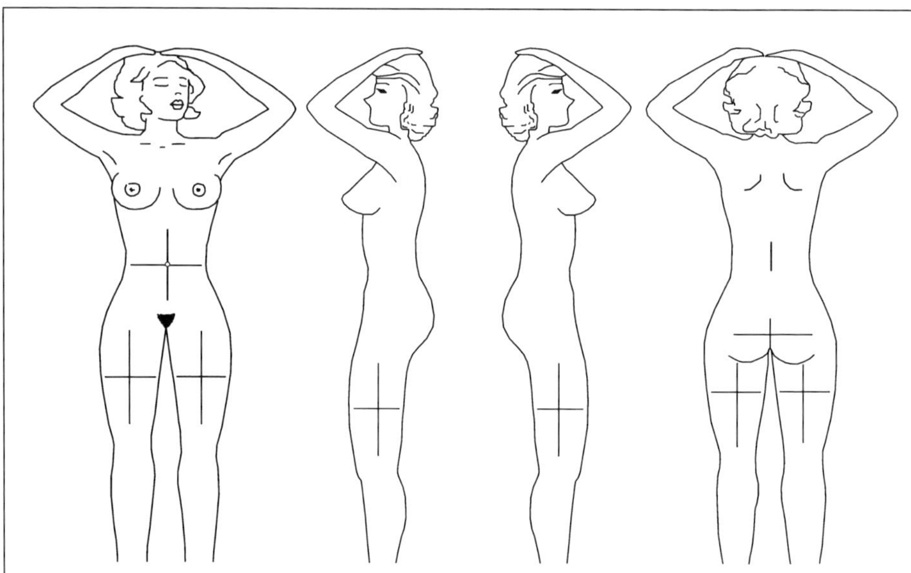

V. TESTE DE SENSIBILIDADE TÁTIL (MONOFILAMENTOS DE SEMMES-WEINSTEIN) **Legenda:**

□ Monofilamento verde – 0,05 g: sensibilidade dentro dos limites normais.

■ Monofilamento azul – 0,2 g: tato leve diminuído.

● Monofilamento roxo – 2,0 g: sensação protetora diminuída e perda do tato leve.

? Monofilamento vermelho escuro – 4,0 g: perda da sensação protetora e do tato leve.

Observações: ______________________________

____

____

VI. EXAMES COMPLEMENTARES

____

____

____

____

____

____

____

Responsável

5 TRATAMENTOS FISIOTERAPÊUTICOS

ELETROLIPOFORESE OU ELETROLIPÓLISE

A eletrolipólise é uma forma de tratamento que utiliza corrente bidirecional com alternância de polaridade a cada segundo, tratando a gordura localizada e a LDG em seus diversos graus, através da estimulação da pele em três etapas:

- Diminuir a resistência intrínseca da pele.
- Estimular as células.
- Ativar a microcirculação.

Atua diretamente sobre os adipócitos, facilitando o processo denominado adenosina monofosfato cíclico (AMPc), onde a gordura será transformada e eliminada pela urina.

Os mecanismos de ação da eletrolipoforese são: ação anti-inflamatória, vasodilatação hidrolipolítica e mecânica.[39]

A ação anti-inflamatória é explicada pela reabsorção dos metabólitos, o que diminui as reações edematosas. Além do efeito da corrente, que modifica a permeabilidade e a polarização da membrana celular, há hiperemia, calor local e catabolismo celular.

A corrente promove vasodilatação por estímulo elétrico nervoso, permitindo a reabertura de *shunts* capilares. A corrente também ativa a microcirculação local, aumentando o débito circulatório, facilita a cataforese e elimina as toxinas e o produto de degradação da gordura.

Pelo estímulo elétrico das terminações do sistema neurovegetativo simpático, a corrente estimula a lipólise. Este estímulo desencadeia uma liberação do AMPc intra-adipocitário, iniciando o processo de degradação dos triglicerídeos.

E como ação mecânica, a corrente estimula a contração das fibrilas do tecido conjuntivo, conferindo à pele uma maior tonicidade.

A ação hidrolipolítica da corrente tem seu início com a estimulação do sistema nervoso simpático, provocando a liberação de epinefrina e norepinefrina pela suprarrenal. Os dois hormônios se ligam aos receptores beta-adrenérgicos da membrana celular dos adipócitos, provocando reações bioquímicas que vão culminar com a ativação da enzima triglicerídeo lipase, sensível a hormônio, a qual hidrolisa os triacilgliceróis. Como resultado, há liberação de glicerol e ácidos graxos.[40-42]

Alguns outros efeitos fisiológicos são proporcionados pela eletrolipoforese, como o efeito Joule, efeito eletrolítico, efeito de estímulo circulatório e efeito neuro-hormonal.[43]

Em virtude do efeito Joule, a corrente elétrica, quando circula por um condutor, realiza um trabalho que produz calor. O aumento da temperatura produzido na eletrolipoforese não atinge tecidos orgânicos, pois se trata de uma corrente com uma intensidade pequena, mas suficiente para produzir vasodilatação, com aumento do fluxo sanguíneo local. Assim, é estimulado o metabolismo celular local, facilitando a queima de calorias e melhorando o trofismo celular.

A eletrolipoforese é estudada desde a década de 1970, e autores demonstraram que a estimulação elétrica é capaz de ativar a lipólise, ao promover aumento do glicerol sanguíneo e dos ácidos graxos livres.[44]

A aplicação da corrente pode ser feita através de eletrodos de silicone ou de agulhas finas e longas (acupuntura). Os eletrodos de silicone devem estar umedecidos com gel, e distantes um do outro 5 cm. As agulhas podem ser de diversos tamanhos, desde 0,25 mm × 4 cm e 0,30 mm × 7 cm, que são de fácil aplicação, porém existem no mercado as maiores, que têm indicação para grandes extensões, como a de 0,30 × 12 cm (Figs. 5-1 a 5-3).

Para melhor eficácia do tratamento, utiliza-se o aparelho durante, no mínimo, 30 minutos e, no máximo, 60 minutos.

A estimulação elétrica provoca diversas modificações fisiológicas no adipócito, dentre elas, o incremento do fluxo sanguíneo local, aumentando o metabolismo celular e facilitando a queima de calorias.[45]

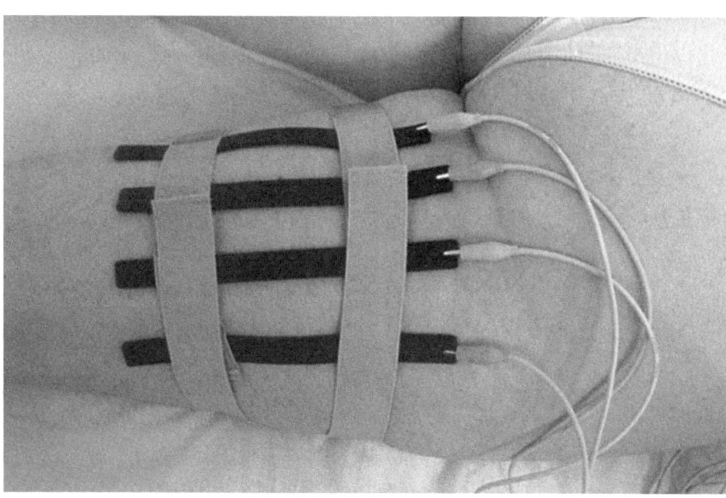

Fig. 5-1. Colocação de eletrodo de silicone.

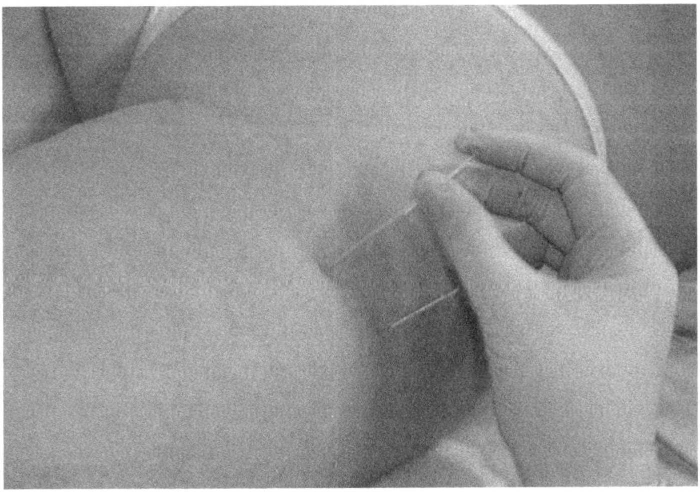

Fig. 5-2. Colocação de agulha.

As colocações das agulhas não obedecem, necessariamente, a planos musculares ou circulatórios, sendo de acordo com a distribuição do tecido adiposo. Pinça-se o tecido, comprimindo a pele intensamente e procurando dar a angulação necessária para a colocação da agulha. Com a outra mão, segura-se a agulha, evitando que no ato da penetração a agulha fique fletida e perca o direcionamento da mesma. Com uma pequena prática por parte do fisioterapeuta que aplica o tratamento com a introdução de agulhas, o procedimento é fácil e indolor. As agulhas devem ser implantadas nas espessuras da gordura em paralelo entre si e também com respeito ao plano cutâneo em pleno tecido adiposo.

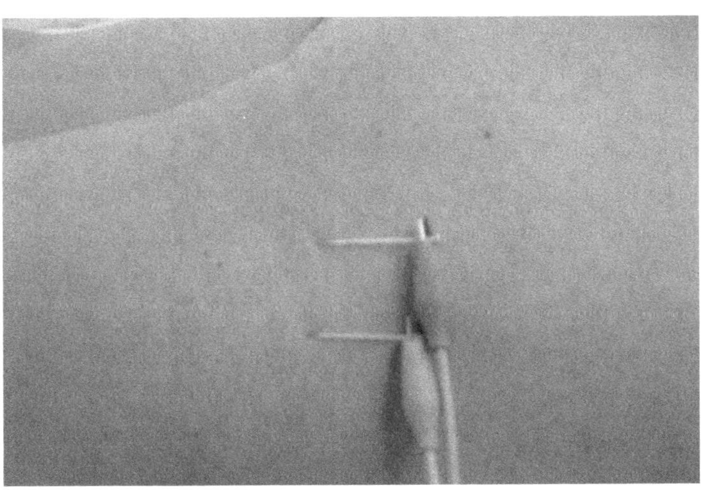

Fig. 5-3. Posicionamento das agulhas.

Macedo e Verri (1993) indicam uma frequência de 15 a 25 Hz no tratamento da LDG difusa, 15 Hz na localizada, 8 a 12 Hz na flácida, e na LDG nodular, 15 Hz. Os autores fizeram uma pesquisa utilizando o método da eletrolipoforese, e ao final do tratamento detectaram presença de produtos de degradação da gordura na urina (glicerol), indicando eliminação de gordura. As amostras de urina eram coletadas durante as 24 horas subsequentes ao tratamento. A dosagem do glicerol foi feita utilizando a técnica Abbot, com reativo Abbot A-Gent triglicerídeos, passado no *spectrum* Abbot.[39]

Outro estudo, com a médica Dang-Vu-Nguyen, uma das precursoras do método, foi realizado com 25 pacientes, em que cinco fizeram só acupuntura, e as outras fizeram a eletroestimulação. A taxa de glicerol na urina das cinco pacientes que só fizeram acupuntura foi nula, já as 20 pacientes tratadas com eletrolipoforese tiveram a taxa de glicerol aumentada na urina e também a diminuição do panículo adiposo.

Garcia *et al.* (2006) sugerem os parâmetros de modo de inversão – 2,5 segundos, forma de onda retangular e frequência de 30 Hz para o tratamento de gordura localizada, a fim de corrigir o contorno corporal. A frequência é de duas vezes por semana, durante 50 minutos, e a intensidade não deve ultrapassar 900 microampéres.[40]

Ainda existem controvérsias em relação aos parâmetros utilizados pela corrente. De acordo com Zaragoza e Rodrigo (1995), a frequência de aplicação deve ser em torno de 5 a 50 Hz. De acordo com Parienti (2001), a frequência varia entre 5 e 500 Hz.[23,46]

A intensidade pode variar de 5 a 40 mA, conforme cita Parienti (2001), de 2 a 10 mA, de acordo com Zechner (2005), Zaragoza e Rodrigo (1995). Soriano (2000) sugere uma intensidade abaixo de 1 mA.[23,45-47]

A eletrolipoforese possui quatro tipos de onda, sendo elas, A, B, C e D. Alguns aparelhos as classificam como retangular ampla, retangular aguda, trapezoidal ampla e trapezoidal aguda.

A onda A possui a função de reduzir a resistência intrínseca da pele e diminuir a sensibilidade dolorosa que a paciente possa ter.

A onda B atua na derme, estimulando as células, especialmente os fibroblastos, melhorando a tonicidade e a drenagem intersticial. Ocorre, portanto, um efeito de ativação da microcirculação e de reabsorção dos metabólitos. A vasodilatação é provocada pela ativação da microcirculação, como também a ação anti-inflamatória o é pela reabsorção dos metabólitos.

A onda C atua diretamente nos adipócitos, pela estimulação elétrica das terminações do sistema neurovegetativo simpático. Este estímulo desencadeia a liberação do AMPc intra-adipocitário.

Esta forma de onda fará com que ocorra uma excitação celular, incrementando o aumento na produção do AMPc à produção dos produtos de degradação dos lipídios.[23] A ação direta desta forma de onda se dá sobre os receptores beta determinantes da ativação do AMPc, que estimulará a lipase inativa, tornando-a ativa, liberando como substrato o triglicerídeo sob forma de ácido graxo e glicerol.

A onda D pode ser usada no final do tratamento, pois tem característica de estimulação elétrica muscular.

O glicerol não é um lipídio, mas um álcool que o organismo é capaz de eliminar. São essencialmente os ácidos graxos que fornecem energia ao corpo; o glicerol colabora somente com 4% da energia total.

Contraindicações

Insuficiência cardíaca, insuficiência renal, pacientes com marcapasso, trombose, epilepsia, gravidez, lesões na pele, neoplasias.

DRENAGEM LINFÁTICA MANUAL

Anatomia do sistema linfático

O sistema linfático representa, para o organismo, uma via secundária de acesso, trabalhando associado ao sistema circulatório. Tem sua origem embrionária no mesoderma, desenvolvendo-se junto aos vasos sanguíneos.[48]

O sistema linfático tem como função imunológica a ativação da resposta inflamatória e o controle de infecções. Outra função importantíssima á a de assegurar a cada célula a presença de um meio adequado para o desenvolvimento de suas atividades, ou seja, a homeostase.[43]

Anatomicamente, o sistema linfático é dividido em capilares linfáticos, vasos pré-coletores, vasos coletores, troncos linfáticos, ductos linfáticos, gânglios e linfonodos.

Os capilares linfáticos são compostos de um cilindro de células endoteliais, são finos e transparentes, e maiores e mais irregulares do que os capilares sanguíneos. Estes capilares intercomunicam-se livremente, pois são dispostos em forma de redes fechadas.[49] Eles coletam o líquido da filtragem carregado de dejetos do metabolismo celular.[50]

Os pré-coletores possuem basicamente a mesma estrutura dos capilares, porém o cilindro endotelial interno é coberto de tecido conjuntivo e de elementos elásticos e musculares.[49] Os pré-coletores recebem a linfa coletada pelos capilares para levá-la à rede dos coletores.[50]

Os coletores são vasos linfáticos de maior calibre, estruturalmente semelhantes a grandes veias. São compostos de três camadas, a túnica íntima, a média e a adventícia.[49] Os coletores recebem a linfa para levá-la até os gânglios.[50]

Os troncos linfáticos são em número de 11: lombar direito e esquerdo, intestinal, broncomediastinal esquerdo e direito, subclávio esquerdo e direito, jugular direito e esquerdo, descendente intercostal direito e esquerdo.

Os ductos linfáticos são os vasos do final da drenagem linfática, que desembocam no sistema venoso, na junção subclávio-jugular. São dois: o ducto linfático direito e o ducto torácico.

Os linfonodos são grupos compactos de linfócitos encapsulados que, além de filtrar a linfa, são responsáveis pela resposta imune do corpo[43] (Fig. 5-4).

Fisiologia do sistema linfático

Tanto a circulação linfática quanto a sanguínea estão intimamente relacionadas. A macro e a microcirculação de retorno dos órgãos e regiões é feita pelos

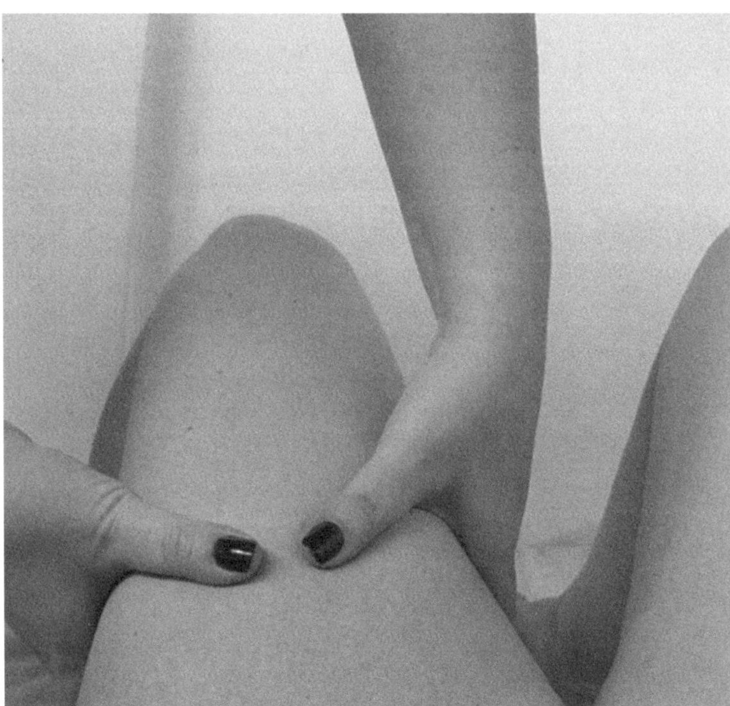

Fig. 5-4. Drenagem linfática manual.

sistemas venoso e linfático. As moléculas pequenas com frequência vão diretamente para o sangue, sendo conduzidas pelos capilares sanguíneos, e as grandes partículas geralmente alcançam a circulação através do sistema linfático.[48,51]

A formação e o transporte da linfa podem ser explicados através da hipótese de Starling sobre o equilíbrio existente entre os fenômenos de filtração e de reabsorção que ocorrem nas terminações capilares. Starling (1896) afirma que, sob condições normais, existe um equilíbrio praticamente perfeito na membrana capilar, ou seja, a quantidade de fluido deslocada para fora dos capilares arteriais é igual à quantidade do líquido absorvida.[52] A água, rica em elementos nutritivos, sais minerais e vitaminas, ao deixar a luz do capilar arterial, desemboca no interstício, onde as células retiram os elementos necessários ao seu metabolismo e eliminam os produtos de degradação celular. Em seguida, o líquido intersticial, através das pressões exercidas, retoma a rede de capilares venosos[49,50] (Fig. 5-5).

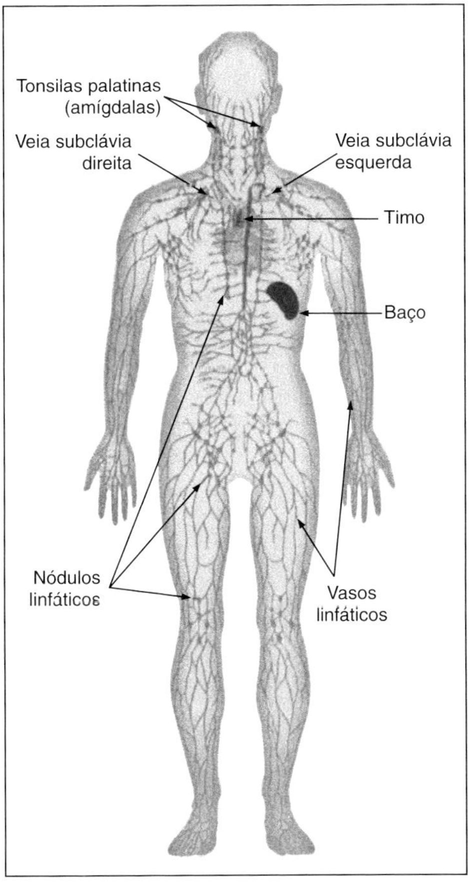

Fig. 5-5. Sistema linfático. (Ver *Prancha* em *Cores.*)

Várias pressões são responsáveis pelas trocas através do capilar sanguíneo.[53]

- *Pressão hidrostática:* a pressão hidrostática impulsiona o fluido através da membrana capilar, em direção ao interstício, sendo sua pressão aproximadamente de 30 mmHg no capilar arterial e de 20 mmHg no capilar venoso.[50] A pressão hidrostática intersticial é a que tende a movimentar o fluido de volta para os capilares. É considerada igual a zero, uma vez que nas condições de normalidade do interstício ela se equilibra em ambos os extremos capilares.
- *Pressão osmótica:* é originada pela presença de moléculas protéicas no sangue e no fluido intersticial. A pressão osmótica tende a movimentar o fluido do interstício em direção ao capilar, sendo de aproximadamente 25 mmHg.[50] A pressão osmótica intersticial é a força oposta, que tende a sugar fluido dos capilares, sendo de aproximadamente 6 mmHg nos extremos dos capilares.

Quando o líquido intersticial passa para dentro dos capilares linfáticos, é chamado de linfa, um dos líquidos mais preciosos do corpo.

Quando ocorre uma alteração entre o líquido que é recebido e o que é retirado do meio intersticial, temos a indicação da drenagem linfática.

A drenagem linfática é uma técnica de massagem realizada com movimentos suaves, respeitando o sentido do sistema linfático. A técnica de drenagem linfática manual foi publicada em Paris, em 1936, por Emil Vodder.[54] Nas últimas seis décadas, várias contribuições foram acrescentadas. É um método de massagem altamente especializado, realizado com pressões suaves, lentas, intermitentes e relaxantes, que seguem o trajeto do sistema linfático. Melhora as funções essenciais do sistema circulatório linfático mediante manobras precisas que acompanham os trajetos linfáticos, não sendo necessária a compressão dos músculos. A principal finalidade é mobilizar a corrente de líquidos que está dentro dos vasos linfáticos. Essa pressão leve e intermitente deve ser realizada de forma rítmica e seguir sempre o sentido fisiológico da drenagem da linfa.

A drenagem linfática é realizada à base de pressões com os dedos ou as mãos, de acordo com a zona do corpo. As manobras devem ser suaves e superficiais, com movimentos de deslizamento sobre o trajeto dos vasos linfáticos e de compressão (bombeamento) na região dos linfonodos (gânglios), como na região das axilas, do pescoço e inguinal (virilha). A pressão exercida deve seguir sempre o sentido fisiológico da drenagem, ou seja, dos membros em direção ao tronco.

A drenagem linfática é indicada no tratamento de LDG, pois ajuda na evacuação de líquidos ricos em proteínas e toxinas, que tornam o tecido edemaciado e com aderências. Normaliza o pH intersticial, e favorece a nutrição e oxigenação tissular.[43]

Além da drenagem linfática manual, existe também a pressoterapia, que é a drenagem linfática realizada através de um aparelho de pressoterapia.

Consiste de um massageador pneumático que realiza a compressão sequencial, que deve ser feita no sentido da drenagem da linfa. Existem dois tipos de pressoterapia, a de pressão positiva e a de pressão negativa. A pressão negativa, ou em forma de ventosa, são aplicadores que podem ser de cristal, metal ou plástico, conectados ao tubo de aspiração-compressão. Já os de pressão positiva utilizam-se de um compressor que introduz ar com o propósito de gerar estímulo circulatório.[46]

A pressão utilizada para favorecer a drenagem linfática, deve ser de 20 a 40 mmHg, já que a pressão linfática média é de 20 a 40 mmHg, a pressão arterial média, de 120 mmHg, a venosa, 40 mmHg.[45]

Os efeitos fisiológicos da pressoterapia são: favorecer a circulação de retorno, linfática e venosa, estimular a reabsorção dos líquidos intersticiais, melhorar a drenagem linfática, atuando sobre os vasos linfáticos, reabsorver edemas, com efeito antálgico e relaxante em razão da ação mecânica sobre o membro[45] (Fig. 5-6).

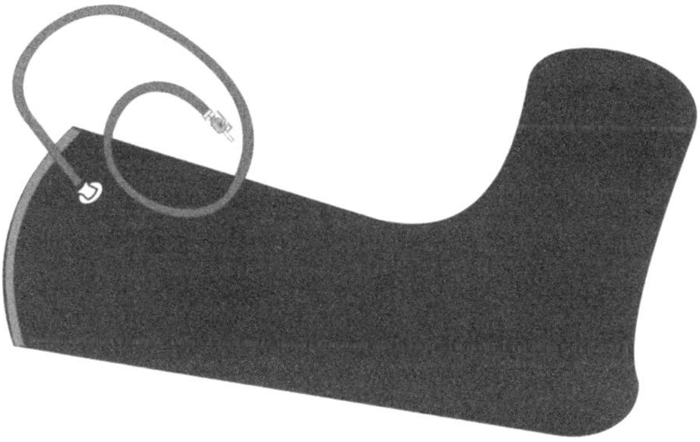

Fig. 5-6. Bota pneumática.

CORRENTE GALVÂNICA

O líquido intersticial, assim como o sangue, contém eletrólitos, permitindo agir como um condutor elétrico, em contraste com o extrato córneo, que age como uma barreira não-condutora de corrente elétrica. A corrente galvânica permite a aplicação de drogas pela derme, processo esse denominado iontoforese. A própria corrente tem efeito vasomotor, favorecendo as trocas metabólicas.

- Aumenta níveis de cálcio após estimulação elétrica em fibroblastos de humanos.
- Ativa mecanismos de defesa.

- Favorece a abertura de leitos capilares.
- Tem efeito vasomotor, provoca vasodilatação difusa por aumento da temperatura cutânea.
- Aumenta produção de colágeno.
- Tem efeito analgésico, atuando sobre os nervos sensitivos motores e nociceptores.
- Melhora as trocas nutritivas dos tecidos.
- É anti-inflamatório.

A aplicação da corrente galvânica se faz através de eletrodos cuja disposição depende do efeito que se pretende. Sua principal utilização é a iontoforese. Para entendermos mais sobre a corrente galvânica, estudaremos os pólos positivos e negativos.

O pólo negativo (cátodo) tem características específicas: atrai cátions, repele ânions, é vasodilatador, alcalino, hidrata os tecidos, causa hiperemia e sangramento, é menos germicida, estimulante, não corrói os metais e causa dor na congestão.

O pólo positivo (ânodo) repele cátions e atrai ânions, é analgésico, sedativo e vasoconstritor, é ácido, desidrata os tecidos, causa isquemia e detém sangramentos. É mais germicida, sedativo, corrói os metais por oxidação e alivia a dor na congestão.

Os parâmetros utilizados para a dosimetria da corrente divergem entre os autores, porém, Leitão e Leitão (1995) sugerem que a dosagem inicial gire em torno de 0,5 a 1,0 mA/cm^2 de área do eletrodo. Já Robinson *et al.* (2001) sugerem que a corrente não deve exceder 0,5 mA/cm^2 no cátodo e 1,0 mA/cm^2 no ânodo.[55,56]

IONTOFORESE

A iontoforese é a introdução de radicais químicos nos tecidos, através de um campo elétrico produzido por uma corrente unidirecional. Durante essa introdução, ocorrerão repulsão e atração iônica, de acordo com a polaridade de cada eletrodo, e assim sua interação com a membrana biológica. Utiliza-se a corrente contínua para a realização da iontoforese, que consiste em um aumento da penetração de princípios ativos através da pele sob um gradiente potencial constante.

Algumas substâncias utilizadas na iontoforese: derivados vegetais, como extratos de alga, hera, *chophytol*, silício, derivados tireoideanos (percutacrine tiroxínico), tiomucase, hialuronidase, alfaquimotripsina, iodeto de potássio, ácido pantotênico, hamamélis, óxido de zinco. Algumas substâncias indicadas para o tratamento da LDG são: benzidamina CIH, endometacina C, extrato de hera, hialuronidase e tiomucase.

Na prática, a utilização deste tratamento ainda é muito restrita, devido à falta de fundamentação científica, e também às experiências de queimaduras graves ocorridas durante os tratamentos.

Dicas:

- Utilize um eletrodo ativo de menor tamanho e eletrodo passivo umedecido com água deionizada.
- Faça a colocação transversal.
- Cuide para que haja bom acoplamento.
- Tempo (máximo 12 minutos).
- Intensidade segura: 0,1 mA/cm^2.
- Parienti sugere uma intensidade de 2 a 5 mA para um eletrodo de 30 cm^2.
- Deve ser respeitada a polaridade da substância ativa.

Contraindicações

- Epilepsias, cardiopatias, marcapasso, próteses metálicas próximas ao local de aplicação, lesões cutâneas, infecções, flebites, gravidez.

ULTRASSOM

As ondas sonoras podem ser geradas de forma mecânica através de um objeto que vibra, e, no caso do ultrassom, este objeto é um instrumento chamado transdutor. O aparelho de ultrassom (US) possui um circuito apropriado, capaz de receber corrente elétrica da rede comercial e transformá-la em oscilações elétricas de alta frequência, que são conduzidas ao transdutor, construído com um cristal piezoelétrico.[43]

Quando este cristal recebe a corrente elétrica, ele muda sua espessura na mesma frequência das oscilações recebidas, e emite ondas ultrassônicas.

Estas frequências de oscilação do cristal piezoelétrico geram uma frequência de 1 ou 3 MHz, e estas frequências são utilizadas dependendo da profundidade da estrutura a ser irradiada. No caso da LDG, é utilizado o ultrassom com a frequência de 3 MHz.

Quanto à intensidade, é sabido que a dose do ultrassom ajustada no aparelho nunca será a mesma que chegará à área pretendida, já que na medida em que as ondas penetram, há redução da potência em virtude da absorção, fenômeno este chamado de coeficiente de absorção.[43]

A intensidade máxima que deve ser usada no modo contínuo é de 2 W/cm^2, valor este comprovadamente seguro para que não haja risco de lesão nas estruturas superficiais.[43]

Sugestão para tratamento de LDG: intensidades variando entre 0,8 a 1,2 W/cm^2 no modo pulsado, e 0,8 W/cm^2 para realizar a fonoforese. Quanto ao tempo, utilizar o cálculo de 1 minuto por cm^2.

Intensidades altas podem gerar o efeito tixotrópico, que é a transformação do coloide gel em sol, ou seja, o ultrassom é capaz de "amolecer" substâncias em estado gelatinoso. Na LDG, este efeito é grandemente utilizado, especialmente em graus mais avançados, com presença de nódulos e placas.

A forma de emissão de onda pode ser contínua ou pulsada. Quando a corrente é aplicada de forma ininterrupta, ela é contínua, e quando há interrupção na passagem da corrente, é pulsada. O ultrassom contínuo, apresenta como efeito dominante o térmico, e o pulsado, como dominante o mecânico.

O ultrassom possui basicamente dois efeitos no corpo, o efeito térmico e o efeito mecânico.

O efeito térmico aumenta o fluxo sanguíneo, a permeabilidade da membrana e a extensibilidade dos tecidos ricos em fibras colágenas.[57]

Já o efeito mecânico faz uma micromassagem nos tecidos, aumentando a circulação de fluidos intra e extracelular, facilitando a troca de nutrientes e eliminação dos catabólitos. Há, também, um aumento da permeabilidade da membrana celular, acelerando os processos osmóticos.[58]

Os efeitos terapêuticos apresentados pelo ultrassom são a regeneração tissular e reparação dos tecidos moles, anti-inflamatório, analgésico, fibrinolítico, antiedematoso e relaxante muscular.

A ação metabólica do ultrassom na LDG é benéfica, já que produz microvibrações moleculares que se caracterizam como uma micromassagem nas junções tissulares. A ação térmica resultante das fricções produzidas pela micromassagem, também estimularia de maneira marcante a microcirculação.[59]

O uso do US no tratamento do FEG, por sua vez, está vinculado a seus efeitos fisiológicos associados à sua capacidade de veiculação de substâncias, conhecido como fonoforese.[22,59] São efeitos fisiológicos do US: ação tixotrópica sobre géis, despolimerização da substância fundamental; deslocamento de íons; aumento da permeabilidade das membranas; melhor reabsorção de líquidos e aperfeiçoamento da irrigação sanguínea e linfática.[60]

Além disso, o US aumenta a produção e melhora a orientação das fibras colágenas do tecido conjuntivo.[61,62]

Na fonoforese, Frederico *et al.* (2006) utilizaram em seu estudo piloto as substâncias *centella* asiática, hera e castanha-da-índia. A *centella* asiática é considerada uma droga normalizadora do tecido conjuntivo, na LDG, age no espaço intersticial, estimulando a microcirculação.[62] A hera age na LDG, promovendo a drenagem do intumescimento do tecido conjuntivo, e a castanha-da-índia atua como vasoprotetor.[37]

Para este tipo de terapêutica, a fonoforese, é recomendada a utilização do ultrassom contínuo.

As contraindicações do uso do ultrassom são em áreas com hipoestesia, insuficiência vascular, olhos, útero gravídico, coração, tumores malignos, testículos, tromboflebites, inflamação séptica, implante metálico, epífises em crescimento e marcapasso (Fig. 5-7).

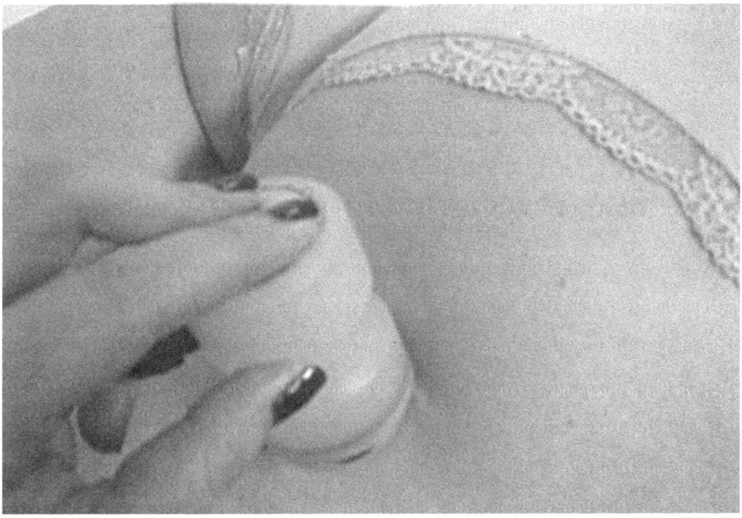

Fig. 5-7. Ultrassom.

ENDERMOLOGIA

É utilizado um aparelho que promove massagem local com a ajuda de esferas que ficam em sua base inferior, fazendo a sucção da pele. O aparelho utiliza ar para aspiração e compressão rítmica controlada, possui um cabeçote com dois rolos, que além de fazer a sucção, faz o deslizamento e estiramento da pele. Reduz a LDG e ativa a circulação. A endermologia é um tratamento não-invasivo, ou seja, que não utiliza agulhas.

Este equipamento permite uma dupla ação sinérgica de aspiração e mobilização dérmica, utilizando a pressão negativa na sucção, associada ao rolamento.

Foi criado na França há 12 anos e é indicado no combate à LDG. É executado por um aparelho que, com movimentos de aspiração e rolamento, melhora a circulação, a oxigenação e o tônus da pele, reduzindo os nódulos celulíticos. Sua vantagem é que faz um estiramento tissular, melhorando a circulação e ativando os fibroblastos.

Esta estimulação do fibroblasto, mediada pelos sistemas neurofisiológicos da matriz intersticial, favorece a reestruturação do tecido conjuntivo.

Na LDG, como há alteração do tecido conjuntivo, a endermologia melhora a maleabilidade do tecido e incrementa a drenagem linfática.

Melhora do tônus cutâneo: submetido a uma força de tração, o fibroblasto produz mais colágeno e elastina do que em estado de repouso.[64] Hipervascularização: incremento da circulação superficial pela ação do vácuo. Aumento da atividade linfática: desde que respeitando a fisiologia do sistema linfático.

Os efeitos fisiológicos da endermoterapia são: hipervascularização, melhora do sistema imunológico, relaxamento, redução de edemas, favorecimento das trocas gasosas, aumento da mobilidade dos líquidos corporais, aumento do trofismo tissular, melhora da tonificação tissular e ação sobre os gânglios linfáticos.

Na sequência, discorreremos sobre os efeitos fisiológicos citados anteriormente.

Na hipervascularização, há um incremento da circulação superficial da vascularização, pela ação do vácuo, melhora do sistema imunológico pela maior ação do sistema linfático e estimulação dos gânglios linfáticos. Relaxamento pela ação da massagem sobre o sistema neurovegetativo, proporcionando uma sensação de bem-estar. Redução de edemas e hematomas por ação do sistema linfático.

Favorece as trocas gasosas, pois o uso das ventosas pode fortalecer os vasos sanguíneos, já que os capilares e linfáticos fazem uma reação à pressão negativa exercida pela ventosa, expandindo-se e contraindo. Esta vasoconstrição gera uma ginástica circulatória nos vasos. Ao aplicar a ventosa, o vácuo formado suga a pele e faz com que o sangue também seja sugado para a periferia da pele, provocando um efeito reflexo. Com isso, há formação de edema, aumentando a pressão osmótica do tecido intersticial. Devido a esta modificação, a ventosa ativa a troca gasosa entre tecidos capilares e a drenagem do líquido extracelular.[43]

Estudos demonstraram que a massagem mecânica não-invasiva do contorno corporal melhora a aparência da LDG e altera a distribuição da gordura subcutânea, pois traciona verticalmente os tecidos conectivos.[65]

Indicações

Redução da aparência da LDG e alteração na distribuição de gordura, pré e pós-cirurgia plástica, tonificação da pele, pré-tratamentos eletroterápicos, cicatrizes, redução de edemas.

As manobras devem ser feitas ou respeitando o sentido da fibra muscular, ou as linhas de tensão da pele, para que não ocorra um aumento da flacidez.

Quando utilizamos a técnica para drenagem linfática, deve-se utilizar uma pressão suave, equivalente a 30 mmHg, não ultrapassando 60 mmHg. Esta drenagem é dividida em três etapas: depressomassagem pulsada sobre os linfonodos para abertura, depressomassagem contínua sobre os trajetos linfáticos e depressomassagem pulsada sobre os linfonodos para fechamento.[66]

Contraindicações

Em geral, são as mesmas existentes na massoterapia manual: hipertensão, afecções cutâneas, neoplasias, hérnias, veias varicosas, flebites e coágulos de sangue, uso de medicamentos anticoagulantes, grandes dermatoses, fragilidade capilar e reumatismos inflamatórios.

CARBOXITERAPIA

Carboxiterapia é o termo popularmente empregado para a terapêutica por meio da administração subcutânea (hipodérmica) do anidro carbônico – CO_2. Como se sabe, as funções metabólicas do tecido adiposo são mediadas primariamente pelo fluxo sanguíneo, e o aumento deste é o mecanismo mais importante na mobilização dos ácidos graxos livres. A hipercapnia resultante da administração do gás promove vasodilatação, com consequente aumento do fluxo sanguíneo na hipoderme.

Há, ainda, aumento da PO_2 no tecido subcutâneo devido ao hiperfluxo, à redução de consumo do O_2 pela pele e à potencialização do efeito Bohr (a hipercapnia promove diminuição da afinidade da hemoglobina pelo oxigênio, resultando em maior quantidade deste disponível para o tecido). O método é utilizado desde 1922 para o tratamento de arteriopatias periféricas (ateroscleróticas, Buerger, Raynaud etc.)

O gás injetado difunde-se rapidamente, atravessa as fáscias, chega aos músculos subjacentes e é eliminado em grande parte pelos pulmões e uma outra parte por via renal. O efeito farmacológico do CO_2 é o favorecimento da lipólise através do aumento do tônus vascular e pelo aumento da microcirculação devido à ação direta da musculatura lisa das arteríolas. O CO_2 conduz a um relaxamento da musculatura lisa das arteríolas e esfíncteres pré-capilares e, em seguida, promove um aumento da velocidade do fluxo sanguíneo local e aumento do volume sanguíneo local. Com isso, ocorre um aumento da oxigenação tecidual, pelo efeito Bohr, em que a tensão tissular de CO_2 induz pela curva de dissociação da hemoglobina a troca de O_2 para os tecidos e de CO_2 para os pulmões.[37]

A afinidade da hemoglobina pelo oxigênio depende do pH, a acidez estimula a liberação de oxigênio, assim, diminuindo sua afinidade. O aumento da concentração de CO_2 também reduz a afinidade por oxigênio. A presença de níveis altos de CO_2 nos capilares de tecidos em metabolismo ativo promove a liberação de O_2 da hemoglobina, o efeito recíproco ocorre nos capilares dos alvéolos do pulmão, alta concentração de O_2 libera CO_2 e H^+ da hemoglobina. Estas relações são conhecidas como efeito Bohr. Resumindo, a presença de maiores níveis de CO_2 e H^+ nos capilares de tecidos metabolicamente ativos promove a liberação de O_2 da hemoglobina. Este importante mecanismo para enfrentar a maior necessidade de oxigênio nos tecidos é o efeito Bohr.

Estudos têm demonstrado que a carboxiterapia age sobre a síntese de colágeno, deixando a pele mais firme. A carboxiterapia também atua na reabilitação da microcirculação, os efeitos interferem nos fatores que regulamentam o fluxo sanguíneo tecidual. Esta técnica promove aumento na velocidade do fluxo sanguíneo no tecido local e no leito vascular da microcirculação do tecido.[67]

O CO_2 é um gás atóxico, não-embólico e amplamente empregado em medicina, como nas cirurgias laparoscópicas (pneumoperitônio), histeroscopias e como meio de contraste em arteriografias e ventriculografias. Nas doses utilizadas em medicina, o CO_2 não promove efeitos sistêmicos como alterações da pressão arterial ou da PO_2.

O homem produz cerca de 200 cc de CO_2 por minuto, e esta quantidade pode aumentar em até 10 vezes durante esforços físicos. O volume administrado nesta terapêutica é inferior a 80 mL/min, encontrando-se, assim, dentro do "fisiológico". O gás carbônico é administrado de forma estéril, com fluxo, pressão e quantidade controlada por aparato adequado, através de uma agulha hipodérmica (30 g 1/2). A terapêutica é empregada no tratamento de arteriopatias, microangiopatias, reumatologia, cicatrização de úlceras, dermatologia (psoríase), adiposidade localizada, pós-lipoaspiração e na LDG.

A técnica, portanto, consiste nas injeções subcutâneas, com agulhas Microlance 30 g, de 50 a 500 cc de gás por membro, com velocidade de infusão de 20 cc a 50 cc por minuto.

Não existem importantes contraindicações nem reações adversas sistêmicas descritas. O método é de fácil execução e amplamente utilizado na Europa (CE), no México e nos EUA (FDA).

A videolaparoscopia demonstra duração do efeito na circulação de até uma semana.[37]

Na LDG, a carboxiterapia atua sobre a microcirculação, um dos principais itens alterados na patologia. Traz benefícios também com a ação lipolítica, pois aumenta o fluxo sanguíneo tecidual local, faz ativação dos receptores pela hiper distensão do tecido subcutâneo e amplificação do efeito Bohr.[67]

O aumento do fluxo sanguíneo local promove a lipólise, aumentando a quantidade de oxigênio, que é transportada pelo sangue. Com maior aporte de oxigênio, são proferidos processos oxidativos de ácidos graxos.[68]

Guidi *et al.* (1998) realizaram um estudo injetando CO_2 em 15 pacientes com LDG, graus II e III, e avaliaram os efeitos do tratamento em região trocantérica bilateral através de videolaparoscopia por sonda óptica (VCSO) e *laser Doppler flow* (LDF). Ficou demonstrada no estudo uma vasodilatação capilar e venular, e o reaparecimento da vasomoção[69] (Fig. 5-8).

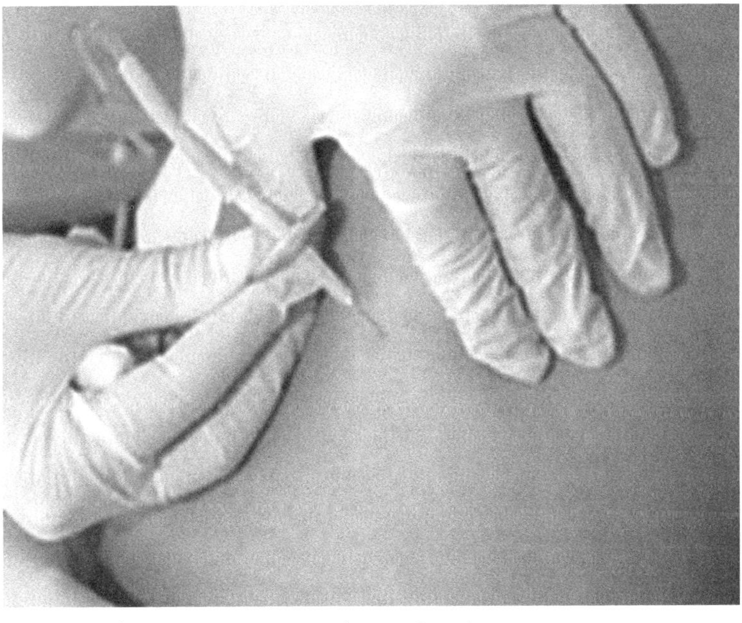

Fig. 5-8. Carboxiterapia. (Ver *Prancha* em *Cores*.)

ELETROPORAÇÃO

Há no mercado, hoje, diversos princípios ativos de grande valia para os tratamentos estéticos, porém, a pele, especialmente o extrato córneo, é uma grande barreira para a penetração de ativos.

No entanto, a eletroporação é capaz de introduzir substâncias através da pele, por meio de um campo eletromagnético de alta voltagem, que produz formação de poros na membrana celular, aumentando sua permeabilidade, facilitando, assim, a entrada dos princípios ativos nas células. A eletroporação potencializa em até 400× a absorção dos ativos.

Inicialmente, a eletroporação foi desenvolvida para transferência genética, e na sequência foi utilizada para carrear drogas, pigmentos e anticorpos.[70]

A eletroporação consiste na aplicação de pulsos elétricos curtos de alta voltagem, que aumentam o potencial de transporte de membrana, promovendo uma formação transitória de poros aquosos, denominados aquaporinas, na bicamada lipídica, permitindo assim que macromoléculas migrem através destes poros[70] (Fig. 5-9).

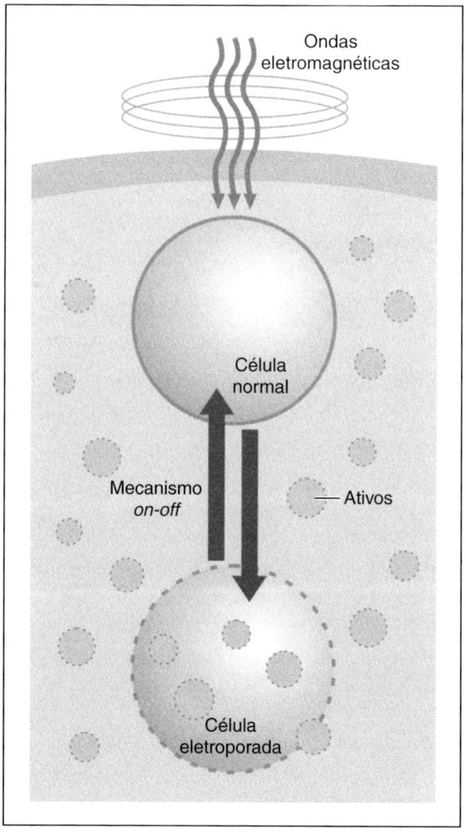

Fig. 5-9. Mecanismo de eletroporação. (Ver *Prancha* em *Cores*.)

Com a utilização destes pulsos curtos de alta voltagem, é possível ultrapassar a barreira da membrana celular e promover um rearranjo estrutural da mesma, tornando-a permeável a moléculas exógenas.

A eletroporação possui dois tipos de onda, a quadrada e a exponencial decrescente. A onda exponencial decrescente é capaz de aumentar a hidratação da pele, desorganizar as camadas bilipídicas do estrato córneo, fazer uma breve falha na função de barreira e um breve aumento no fluxo sanguíneo. Já a onda quadrada gera uma suave falha na função de barreira da pele, com uma diminuição da impedância da pele e aumento da perda de água transepidérmica, rapidamente reversível, e transitória diminuição do fluxo sanguíneo.[71]

Aplica-se um complexo lipossomado específico, gotejando 2 a 3 mL por ponto de aplicação, e desliza-se o cabeçote sobre a pele, por aproximadamente dois minutos, até a total absorção.

A frequência utilizada geralmente é de 300 a 500 Hz, no modo pulsado, utilizando seis minutos em cada tipo de onda.

O risco de queimadura é bem menor do que na iontoforese, já que é a aplicação de uma onda eletromagnética de alta voltagem, não há passagem de corrente elétrica, não havendo necessidade de serem substâncias ionizadas.

O procedimento é totalmente indolor, não causa fasciculações musculares e a velocidade de absorção dos ativos é de aproximadamente 1 mL por minuto.

Um dos principais parâmetros de modulação ajustados neste aparelho é a intensidade do campo elétrico, medida em V/cm. Este campo elétrico é, geralmente, criado pela aplicação da diferença de potencial entre os eletrodos.[70]

Um estudo realizado com 10 pacientes que possuíam LDG na lateral das coxas utilizou a eletroporação. Em cinco pacientes, o gel utilizado continha princípios ativos, e nas outras cinco era sem princípio ativo. A metodologia empregada foi de 21 minutos de aplicação de eletroporação, com uma voltagem de 50 v. Uma substância radioativa foi aplicada junto aos ativos, para permitir ser analisada depois da aplicação. No exame de linfografia, no grupo que não recebeu ativos, não houve sinal do ativo radioativo (99 mTc). Já no grupo que recebeu os ativos, houve presença do ativo radioativo no sistema linfático. Estes resultados demonstraram que houve difusão transdérmica. E o mais importante é que o tecido conjuntivo absorveu a medicação[72] (Fig. 5-10).

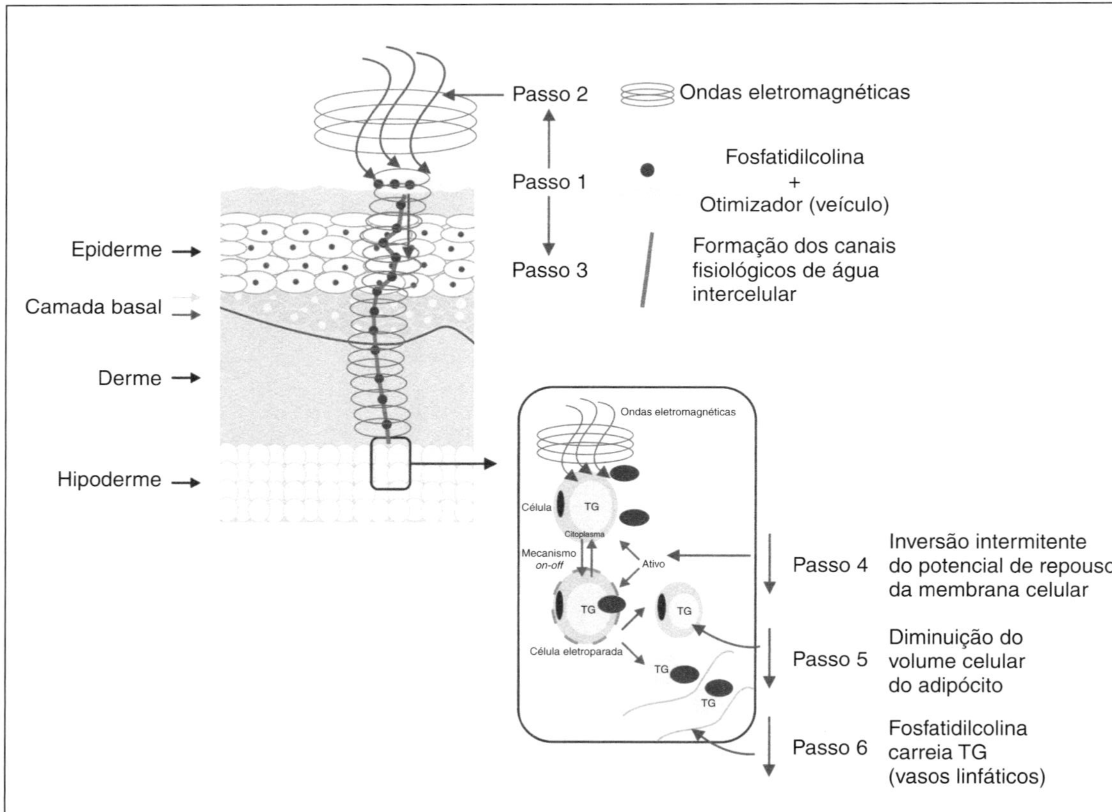

Fig. 5-10. Esquema eletroporação. (Ver *Prancha* em *Cores*.)

PLATAFORMA VIBRATÓRIA

Os estímulos vibratórios são baseados em uma modificação do reflexo tônico vibratório, uma contração muscular reflexa originada do estímulo local do músculo ou tendão. A aplicação de movimentos oscilatórios sinusoidais sobre os músculos e tendões provoca pequenas e rápidas alterações no comprimento da unidade músculo-tendinosa, que são detectadas pelo fuso muscular. Com isso, produz-se um aumento dos potenciais motores e estímulo dos motoneurônios.[73]

As vibrações se transmitem para o corpo em sentido vertical ou horizontal, ocorrendo uma estimulação dos receptores sensoriais, principalmente do fuso muscular. As fibras aferentes do fuso transmitem o estímulo para a medula, provocando uma contração reflexa das fibras extrafusais, de modo similar como ocorre no reflexo miotático.[74]

O princípio de funcionamento da plataforma vibratória é a geração de 30 a 60 vibrações mecânicas por segundo. A vibração da placa potencializa o recrutamento das fibras musculares, solicita de 80 a 100% do corpo. É possível perder 200 calorias em apenas 12 minutos de atividade na plataforma.

Estudos demonstraram que a plataforma vibratória faz estimulação das fibras musculares 40 a 60% superior ao treino de musculação normal, aumenta a circulação sanguínea em até 70%, faz menor desgaste das articulações e combate a LDG.

A vibração possui cinco grandes funções:

- Inibição do antagonista.
- Diminuição do impacto.
- Diminuição da dor.
- Aumento da circulação.
- Reflexo de vibração tônica.

No reflexo de vibração tônica, ocorre aumento de força, hipertrofia e aumento da densidade mineral óssea. Com o aumento da circulação, há elevação do fluxo sanguíneo e linfático.

O conceito da estimulação neuromuscular por vibração foi criado em 1974 pelos cientistas russos, em princípio para a prevenção e reabilitação da perda de densidade óssea e massa muscular que sofriam os astronautas, devido aos seus períodos de permanência em atmosfera sem gravidade. O princípio não é de sobrecarga de peso, mas de aumento do esforço físico através do aumento da força gravitacional. As vibrações causadas pelos motores aceleram o movimento da placa, aumentando a gravidade padrão do corpo.

A vibração também aumenta as concentrações plasmáticas do hormônio de crescimento (hGH), e a testosterona induz a liberação natural de serotonina, endorfinas e neurotrofinas (hormônios associados ao bem-estar físico e mental), e absorve o cortisol (hormônio associado ao estresse).[75]

São utilizadas na plataforma as frequências baixa (20 Hz), média (40 Hz) e alta (60 Hz). A frequência alta aumenta a circulação e a frequência baixa aumenta o fluxo linfático.

Estudos utilizando uma frequência de 25 Hz aplicada sobre os braços e pernas separadamente, com séries de um minuto, demonstraram aumento da frequência cardíaca, com consequente aumento do fluxo sanguíneo, vasodilatação e eritema local.[73]

Garcia-Artero *et al.* (2006) sugerem um protocolo para utilização da plataforma vibratória para ganho de força e potência muscular: frequência de 25-45 Hz, amplitude de 4-6 mm, tempo de 1 a 1,5 minuto por série e de 20-25 minutos no total da sessão.[73]

Bosco (2000) sugere um protocolo de 26 Hz para trabalhar força e potência muscular.[75]

Foi realizado um estudo com mulheres de 20 a 60 anos, sedentárias, apresentando LDG, sem ainda resultados publicados, somente uma sugestão de protocolo. Em um dos grupos, foi realizado tratamentos comparativos de mesoterapia e terapia vibratória. O tratamento com a plataforma vibratória foi de 20 sessões. A primeira foi com menor intensidade, para que a paciente se familiarizasse. Foram utilizados seis minutos no total, divididos em dois minutos, a 5 Hz, outros dois minutos a 10 Hz e os últimos dois minutos a 6 Hz. A posição sobre a plataforma foi em pé, com os joelhos semifletidos e as mãos apoiadas na plataforma. A partir da segunda sessão, o protocolo foi de 10 minutos. Os dois primeiros minutos com uma frequência de 7 Hz, seis minutos com 15 Hz e os dois últimos minutos com 8 Hz. A posição na plataforma foi a mesma da anterior.

As contraindicações são: gestantes, usuários de marcapasso, pessoas que sofrem de labirintite, inflamações e tromboses agudas (Fig. 5-11).

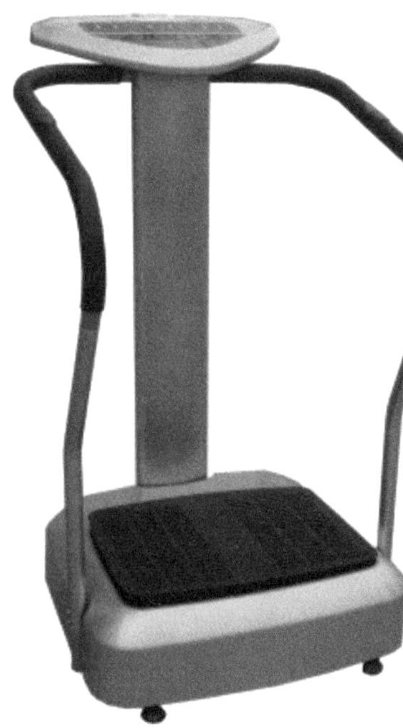

Fig. 5-11. Plataforma vibratória.

RADIOFREQUÊNCIA

São correntes alternadas cuja frequência é superior a 30.000 Hz. As radiações eletromagnéticas não necessitam de matéria para propagar-se. Sua forma de onda é sinusoidal, e propagam-se na velocidade da luz. As ondas sinusoidais são de 0,7 a 1 MHz, aplicação contínua, e as frequências utilizadas são de 4 a 40 MHz.

O método consiste em um deslizamento manual de um cabeçote ou eletrodo móvel sobre o corpo ou a face, local previamente preparado com um creme ou óleo deslizante. O eletrodo é pequeno, e é recoberto com um material não-condutor, para que não haja queimadura.

Os efeitos em curto prazo são ativação do metabolismo celular, ativação da circulação local e retração das fibras de colágeno. Em longo prazo, entre dois e seis meses, ocorre estimulação fibroblástica com maior produção de colágeno e elastina.

A radiofrequência atua diretamente na fibra de colágeno, tensionando as fibras com isso, deixando a pele mais firme, pois tem a capacidade de modificação térmica no tecido.

A radiofrequência tem como mecanismo de ação o aquecimento seletivo da derme através da resistência natural dos tecidos à passagem de uma corrente, provocando a rotação alternativa muito rápida das moléculas de água. Esta oscilação das moléculas de água transforma a energia eletromagnética em energia térmica.

Este aumento de temperatura da derme leva a um dano térmico controlável, e a uma contração das moléculas de colágeno e estímulo de novo colágeno, efeito este amplamente requisitado no tratamento de flacidez e LDG flácida.

O calor intenso, conseguido por meio de um aquecimento volumétrico, atua em todos os tecidos que contenham moléculas de água, independente de sua condutibilidade, tendo assim uma intensa estimulação das fibras colágenas e o aumento do metabolismo dos adipócitos. Com isso, é possível perceber uma atenuação de flacidez, gordura localizada e LDG.

As bases biofísicas da radiofrequência estão pautadas na frequência da corrente, na impedância dos tecidos vivos, no circuito de aplicação e na potência energética.

Para conseguir que a energia passe ao organismo com eletrodos que não estão em contato direto com a pele, é preciso elevar os valores de frequência, com diferenças de potencial relativamente baixas, até onde for possível formar um campo elétrico entre o circuito e o organismo.

Os tecidos vivos não são bons condutores de corrente, devido à sua impedância. Por isso, onde mais energia se concentrar por unidade de volume, e onde mais alta for a proporção de dispersão coloidal, maior será a geração térmica.

Na LDG com presença de fibrose e nódulos, aumenta-se 5 a 6 °C, tendo como referência a temperatura normal do corpo em 36-37 °C.[57] Na flacidez, manter em 40 °C a temperatura da pele durante o tempo de aplicação.

Estudos demonstraram que a radiofrequência melhora a textura superficial da pele devido ao aquecimento seletivo da derme, com efeitos na formação de colágeno.[76]

Um estudo foi realizado com 20 mulheres, todas com LDG bilateral, moderada, em coxas e glúteos. Foram realizadas oito sessões de 30 minutos cada, por um período de um mês, duas vezes por semana, utilizando o aparelho Velasmooth, que é uma combinação de radiofrequência, infravermelho e sucção mecânica. Os parâmetros utilizados para a radiofrequência foram de 1 MHz e 20 Watts. As pacientes foram avaliadas antes do tratamento, ao término do tratamento, três meses, e seis meses depois. 18 pacientes notaram melhora no aspecto da LDG. Na escala de melhora clínica, mensurada por uma tabela de percentual, foram evidenciados 50% de melhora da LDG. Quanto à circunferência, a média foi de 0,8 cm de perda.[76]

Um termômetro acoplado ao aparelho permite o controle da temperatura constantemente, para evitar exceder demais a temperatura, que não deve ultrapassar os 42 graus.

Os tecidos do corpo obedecem a perfis térmicos de acordo com a temperatura alcançada. Em mais de 100 °C, ocorre ablação. De 70 a 100 °C, ocorre necrose térmica. De 45 a 70 °C, ocorre desnaturalização das proteínas e morte celular. De 37 a 45°C, ocorre estimulação celular, portanto, o limite seguro para utilização da radiofrequência é em torno de 42°C.

Contraindicações

Marcapasso cardíaco, câncer ou metástase, gravidez, varizes, flebites e tromboflebites, alterações de sensibilidade, osteossíntese, implantes metálicos, DIU metálico.

Efeitos adversos

Queimaduras internas, queimadura externa de segundo grau e aumento da fibrose pós-lipoaspiração devido a uma dosificação incorreta.

É indicada na LDG, pois diminui a quantidade e o tamanho das células adiposas, aumenta a distensibilidade dos tabiques na pele, diminui a densidade do edema e aumenta a microcirculação venosa, arterial e linfática.

Técnica de aplicação: a área a ser tratada é previamente limpa, dividida em segmentos e marcada. Em seguida, aplica-se o óleo, com o intuito de deslizar a ponteira do aparelho. As ponteiras devem permanecer em constante movimento, para que não ocorra aumento excessivo de temperatura em um só local e risco de queimadura. Em geral, são realizadas 10 sessões para a conclusão do tratamento, com intervalos de 15 dias entre as sessões (Fig. 5-12).

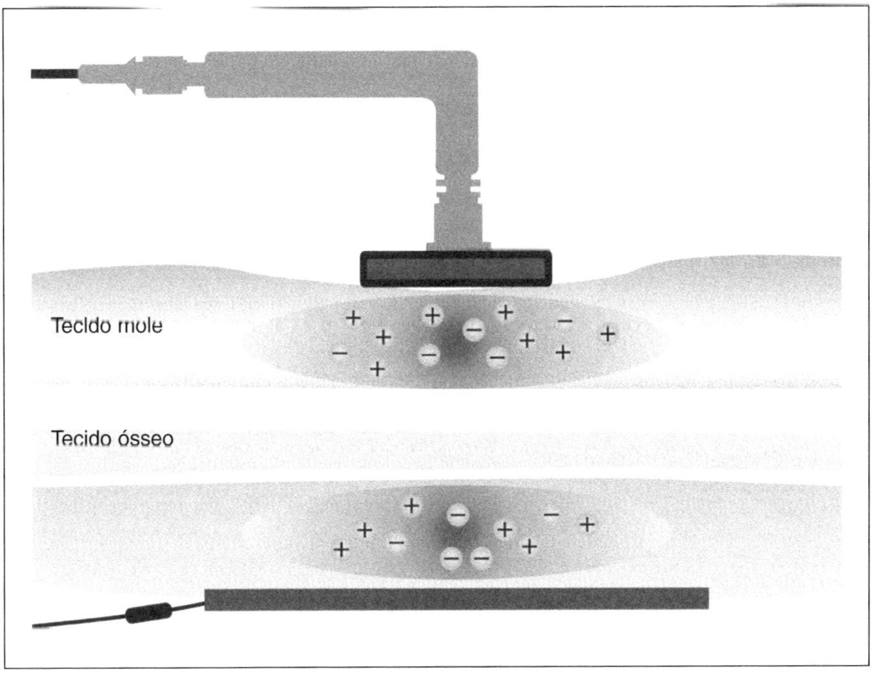

Fig. 5-12. Radiofrequência. (Ver *Prancha* em *Cores.*)

REFERÊNCIAS BIBLIOGRÁFICAS

1. COFFITO (Conselho Federal de Fisioterapia e Terapia Ocupacional) Disponível em: http://www.coffito.org.br. Acesso em: 12 ago 2008.
2. D'Angelo JG, Fattini CA. *Anatomia humana sistêmica e segmentar.* São Paulo: Ateneu, 1988. p. 173-186.
3. Boranic M *et al.* Skin cell culture: utilization in plastic surgery and laboratory studies. *Lijec Vjesn*, 1999.
4. Guirro E, Guirro R. *Fisioterapia em dermato-funcional.* 3 ed. São Paulo: Manole, 2002.
5. Gartner LP, Hiatt JL. *Atlas colorido de histologia.* 3 ed. Rio de Janeiro: Guanabara Koogan, 2002.
6. Silveira B. Os termos eponímicos na terminologia da dermatologia. *Estudos lingüísticos XXXIV,* 2005. p. 1134-1139.
7. Cormack DH. *Fundamentos de histologia.* 2 ed. Rio de janeiro: Guanabara Koogan, 1996.
8. Souto MI, Cardoso CR, Salgado DR *et al.* Long-term thalidomide use in refractory cutaneous lesions of lupus erythematosus: a 65 series of Brazilian patients. *Lupus* 2005;14(6):434-9.
9. Junqueira LCU, Carneiro J. *Basic histology.* 10th ed. New York: Lange Medical Publications, 2003.
10. Ciporkin H, Paschoal LHC. *Atualização terapêutica e fisiopatológica da lipodistrofia, celulite.* São Paulo: Santos, 1992.
11. Garcia MP, Chaves SB, Azevedo RB. O tecido adiposo. In: Curi R *et al. Entendendo a gordura.* São Paulo: Manole, 2002.
12. Zhang Shu-Xin. *Atlas de histologia.* Rio de Janeiro: Guanabara Koogan, 2001.
13. Dalloz-Bourguignon A, Bartoletti C. *Mesotherapy in the treatment of cellulits and lymphoedemas of the lower limbs.* Intern Congress of Linfhology: Florence, 1980.
14. Paviot J, Lagese P. Consideration cliniques generales sur lês cellulagies nodolares et infiltrees. *J Méd Lyon*, 1929.
15. Lagese P. *La cellulite, ses lesions histologiques et son terrain*, 1938.
16. Binazzi M. Cellulite: aspscts cliniques et morphohistologiques. *J Med Esth Et Chir Derm,* 1983;10(40):229-235.
17. Currri SB. *Lãs paniculopatias de estasis venosa: diagnostico clinico e instrumental.* Barcelona: Hausmann, 1991.
18. Kermongant Y. De línstabilité de léquilibre physico-chimique du scrum dês obeses et dês cellulites et dês modifications de la turbidité de ces serum que em resultent. *Sem HopThér,* 1960.
19. Braun-Falco O *et al.* Zellulitis. *Rountable gesprach.* Med Klin, 1972.
20. Ribuffo A. Cellulite: aspects histochimiques. *J Med Esth Et Chir Derm X,* 1983;40:223-227.
21. Seger AM *et al.* Cellulitis. Estudo de la micronglopatiade 354 casos. *Méd Cut,* 1985.

22. Rossi ABR, Vergnanini AL. Cellulite: a review. European Academy of Dermatology and venereology. *Netherlands,* 2004;14(4).
23. Parienti IJ. *Medicina estética.* São Paulo: Andrei, 2001.
24. Muller G, Nurnberger F. So called cellulite: an invented desease. *J Dermatol Surg Oncol* 1978;4:221.
25. Godoy JMP. *Celulite: do diagnóstico ao tratamento.* São José do Rio Preto: J M Pereira de Godoy, 2003.
26. Smith WP. Cellulite treatments: snake oils or skin science. *Cosm Toil,* 1995. p. 61-70
27. Laroche G. Adipose doulourese et maladie de dercum, pathogenie cellulitique. *Ann Méd* 1929 Mai.
28. Durval RA. La cellulagie. *Sem Hop*. Paris, 1950.
29. Weil Fage JC. Conception et traitement de la cellulite. *La Clinique*, 1952.
30. Merlen JF. La cellulite. Entité Chinique et mecanisme pathogénique. *Conc Med*, 1958.
31. Cariel L. *A celulite, seu tratamento médico atual.* São Paulo: Andrei, 1982.
32. Segers AM, Abulafia J, Cortondo O. Cellulitis estúdio histopatológico e histoquímico de 100 casos. *Méd Cult ILA,* 1984;12:167-172.
33. Pires de Campos MSM. *Influência do ultrassom na permeação cutânea da cafeína: estudo em fragmentos de pele e em adipócitos isolados de suínos* [dissertação]. Campinas: Universidade Estadual de Campinas; 2004.
34. Rosembaum M, Prieto V, Hellmer J *et al.* Na exploratory investigation of the morphology abd biochemistry of cellulite. *Plastic and reconstructive surgery.* New York, 1998;101(7).
35. Pierard GE, Nizet JL. Cellulite: from standing fat herniation to hipodermal strech marks. *Am J Dermatopathol,* 2000;22:34-37.
36. Curri SB, Bombardeli E. Local lipodystropht and districtual microcirculation: proposed etiology and therapeutic management. *Cosmet Toilet*, 1994;109:51.
37. Medeiros LB. Lipodistrofia ginoide. Abordagem terapêutica. In: Kede MPV, Sabatovich O. *Dermatologia estética*. Rio de Janeiro: Atheneu, 2006.
38. Meyer PF. Desenvolvimento e aplicação de um protocolo de avaliação fisioterapêutica em pacientes com fibro edema gelóide. *Fisioterapia em movimento*, 2005 jan./mar.;18(1):75-83.
39. Macedo OR, Verri MC. Eletrolipólise: uma alternativa no tratamento da lipodistrofia ginóide (celulite). *Rev Cosm Méd Estetica*, 1993;1(2):19-26.
40. Garcia E. *Biofísica.* São Paulo: Sarvier, 2006.
41. Guyton AC, Hall JE. *Tratado de fisiologia médica.* 9 ed. Rio de Janeiro: Guanabara Koogan, 1997.
42. Champe PC, Harvey RA. *Bioquímica ilustrada.* 2 ed. Porto Alegre: Artes médicas, 1996.
43. Borges F. *Dermato-funcional: modalidades terapêuticas nas disfunções estéticas*. São Paulo: Phorte, 2006.
44. Pedini G, Zaietta P. Some aspects of activation of tissue lipolysis by electric factors. *Minerva Med*, 1975. p. 324-329.
45. Soriano MCD, Pérez SC, Bakués MIC. *Eletroestética professional aplicada: teoria y práctica para la utilizacíon de corrientes em estética.* Espanha: Sorisa, 2000. p. 120-123.
46. Zaragosa JR, Rodrigo P. *Electroestetica: manual prático de aparatologia.* Barcelona: Nueva Estética, 1995. p. 297-303.

47. Zechner R, Strauss JG, Haemmerle G *et al.* Lipolysis: pathway under construction. *Current opinion in lipidology,* 2005;16:333-340.
48. Bergmann A. *Prevalência de linfedema subseqüente a tratamento cirúrgico par câncer de mama no Rio de Janeiro.* [mestrado] Fundação Oswaldo Cruz, Escola Nacional de saúde pública, 2000.
49. Marx AG, Camargo MC. *Fisioterapia no edema linfatico.* São Paulo, 1984.
50. Leduc A. *Drenagem linfática. Teoria e prática.* São Paulo: Manole, 2000.
51. Garrido M, Ribeiro A. *Linfangites e erisipelas.* 2 ed. Rio de janeiro: Revinter, 2000.
52. Starling EH. *On the absorptionj of fluodes from the conective tissue spaces.* London: J Physiol 1896 may 5;19(4):312-26.
53. Vogelfand D. *Linfologia básica.* São Paulo: Ícone, 2003.
54. Wittlinger H e G. *Einfürung in die Manuelle Lymphdrainage nach Dr. Vodder, Band 1.* Grundkurs, Haug Verlag, 1978.
55. Leitão A, Leitão VA. *Clínica de reabilitação.* São Paulo: Atheneu, 1995.
56. Robinson AJ. *Eletrofisiologia clínica: eletroterapia e teste eletrofisiológico.* 2 ed. Porto Alegre: Artmed, 2001.
57. Dyson M. Mechanisms involved in therapeutic ultrasound. *Phisiotherapy* 1987;73(3):16-120.
58. Low J, Reed A. *Eletroterapia explicada.* 3 ed. São Paulo: Manole, 2001.
59. Rossi MH. *Dermato paniculopatias e ultrassom.* São Paulo: Ibrape, 2001.
60. Campos MSMP. Fibro edema gelóide subcutaneo. *Revista de ciência e tecnologia (UNIMEP),* 1992.
61. Young DM, Greulich KM, Weier HG. Species-specific *in situ* hybridization with fluorochrome-labeled DNA probes to study vascularization of human skin grafts on athymic mice. *J Burn Care Rehabil,* 1996;17:305-10.
62. Cunha A, Parizotto NA, Vidal BC. The effect of therapeutic ultrasound on repair of the achilles tendon (tendo calcaneus) of the rat. *Ultrasound Med Biol* 2001.
63. Frederico MR *et al.* Tratamento de celulite (paniculopatia edemato fibroesclerótica) utilizando fonoforese com substância acoplante à base de hera, sentella asiática e castanha da índia. *Fisioterapia ser* 2006;1(1):6-10.
64. Lapierre A. *Reeducação física.* 6 ed., vols. I, II, III. São Paulo: Manole, 1982.
65. Ersek RA, Chang P, Wiseman J *et al.* Noninvasive mechanical body contouring: a preliminary clinical outcome study. *Aesthetic Plastica Surgery,* 1997;21:61-67.
66. Karagozian S. *La Dermotonie.* Valence: École Internacionlae de Dermotonie et Palper-Roler Analitique, 1995.
67. Bartoletti CA, *et al.* La carbossiterapia: uma metódica terapêutica em evoluzione. *Rivista la medicina estética,* 1997.
68. Albergati F, *et al.* Effetti sul microcircolo di differenti dosi di CO2 nella panniculopatia edemato-fibrosclerotica da stasi ("cellulite"). *Revista la Medicina Estética,* 1998.
69. Guidi L, Tonini M, Soldatini GF. Effects of high light and ozone fumigation on photosynthesis in Phaseolus vulgaris. *Plant Physiology andBiochemistry* 2000;38(9):717-725.
70. Lorio FF, Di Stasi CA, Borges FS. Eletroporação: uma revisão. *Fisioterapia Ser.,* 2007;2(2).
71. Denet AR, Vanbever R, Préat, V. Skin electroporation for transdermal and topical delivery. *Advenced Drug Delivery Reviws,* 2004;56:659-674.

72. Leibaschoff G *et al.* Preliminary study to verify the transdermal delivery of a micronized gel with active ingredients using dermawave no needle mesotherapy. *Derma Wave corporation,* 2006.
73. Artero GE, Ortega Porcel FB, Ruiz JR *et al.* Entrenamiento vibratório. Base fisiológica y efectos funcionales. *Seleccion*, 2006;15:78-86.
74. Gualda P. *Tratamiento de la celulitis mediante terapia vibratória em mujeres adultas sanas.* Faculdade de Medicina Granada, 2008-09-29.
75. Bosco C, Lacovelli M, Tsarpela O *et al* Hormonal response to whol body vibration in men. *Eur J Appl Phisiol,* 2000;89:449-455.
76. Alster TS, Doshi S. Ablative and non ablative laser skin resurfacing. In: Burgess C (Ed). *Cosmetic Dermatology.* Heidelberg: Springer-Verlag; 2005. p. 111-126.

ÍNDICE REMISSIVO

Os números em *itálico* referem-se às Figuras.

A

Agulha(s)
  na eletrolipólise, *37*
    colocação de, 37
    posicionamento das, 37
Alquier e Paviot
  teoria de, 24
    reumática, 24
Anexo(s)
  do sistema, 6
    tegumentar, 6

B

Bota
  pneumática, *43*

C

Carboxiterapia, 49, *51*
Cariel
  teoria de, 26
    hiperfoliculínica, 26
Celulite
  surgimento da, 24
    teorias que explicam, 24
      alérgica de Lagéze, 25
      bioquímica de Kermongant, 26
      circulatória de Merlem, 25
      hiperfoliculínica de Cariel, 26
      hormônica de Weil-Fage, 25
      metabólica de Rubens-Durval, 25
      reumática de Alquier e Paviot, 24
      tóxica de Laroche, 25
      vasculopática de Segers, 26
Corrente
  galvânica, 43

D

Derme, *5*
  camada, 5, 6
    papilar, 5
    reticular, 6
Distribuição
  de gordura, 10
Drenagem
  linfática, 39, *40*
    manual, 39, *40*

E

Eletrodo
  de silicone, *36*
    colocação de, *36*
Eletrolipoforese, 35
  agulha, *37*
    colocação de, *37*
    posicionamento das, *37*
  contraindicações, 39
  eletrodo, *36*
    de silicone, *36*
      colocação de, *36*
Eletrolipólise, 35
  agulha, *37*
    colocação de, *37*
    posicionamento das, *37*
  contraindicações, 39
  eletrodo, *36*
    de silicone, *36*
      colocação de, *36*
Eletroporação, 52
  esquema de, *54*
  mecanismo de, *52*
Embriologia
  da pele, 7
Endermologia, 47
  contraindicações, 49
  indicações, 49
Epiderme, *5*
  estrato, 2
    basal, 2
    córneo, 3
    espinhoso, 2
    granuloso, 3
    lúcido, 3
Estrato
  da epiderme, 2
    basal, 2
    córneo, 3
    espinhoso, 2
    granuloso, 3
    lúcido, 3

F

Fibroedema
  ginoide, 30
    avaliação do, 30
      protocolo de, 30

G

Gordura
  distribuição de, 10

H

Hipoderme, 6

I

Iontoforese, 44
  contraindicações, 45

K

Kermongant
  teoria de, 26
    bioquímica, 26

L

Lagéze
  teoria de, 25
    alérgica, 25
Laroche
  teoria de, 25
    tóxica, 25
LDG (Lipodistrofia Ginoide), 15-26
  avaliação da, 27-33
    adipômetro, *28*
    protocolo de, 30
    termografia, *29*
  classificação da, 20
    branda, 20
    grau 1, 20, *21*
    grau 2, 20, *22*
    grau 3, 21, *23*
    grau 4, 21, *23*
    grave, 21
    gravíssima, 21
    moderada, 20
  estágios da, 19
  predomínio da, *20*
    locais de, *20*
  sinônimos, 15
  surgimento da, 24
    teorias que explicam, 24
      alérgica de Lagéze, 25
      bioquímica de Kermongant, 26
      circulatória de Merlem, 25
      hiperfoliculínica de Cariel, 26
    hormônica de Weil-Fage, 25
      metabólica de Rubens-Durval, 25
      reumática de Alquier e Paviot, 24
      tóxica de Laroche, 25
      vasculopática de Segers, 26
  tecido com, *17*, *18*
    histologia do, *17*
  tipos de, 24
    dura, 24
    edematosa, 24
    flácida, 24
    mista, 24

M

Merlem
  teoria de, 25
    circulatória, 25
Metabolismo
  do tecido, 10
    adiposo, 10

P

Pele
  embriologia da, 7
Plataforma
  vibratória, 55

R

Radiofrequência, 57, *59*
  contraindicações, *58*
  efeitos adversos, *58*
Rubens-Durval
  teoria de, 25
    metabólica, 25

S

Segers
  teoria de, 26
    vasculopática, 26
Sistema
  linfático, 39, *41*
    anatomia do, 39
    fisiologia do, 40
  tegumentar, 1-10
    anexos, 6
    derme, 5
    embriologia, 7
      da pele, 7
    epiderme, 2, *5*
    gordura, 10
      distribuição da, 10
    hipoderme, 6
    metabolismo, 10
      do tecido adiposo, 10
    tecido, 6, 8, 9
      adiposo, 9
      conjuntivo, 8
      subcutâneo, 6

T

Tecido
  adiposo, 9, 10
    metabolismo do, 10
  com LDG, *17*, *18*
    histologia do, *17*
  conjuntivo, 8
  subcutâneo, 6
Teoria(s)
  do surgimento, 24
    da celulite, 24
      alérgica de Lagéze, 25
      bioquímica de Kermongant, 26
      circulatória de Merlem, 25
      hiperfoliculínica de Cariel, 26
      hormônica de Weil-Fage, 25
      metabólica de Rubens-Durval, 25
      reumática de Alquier e Paviot, 24
      tóxica de Laroche, 25
      vasculopática de Segers, 26
Tratamento(s)
  fisioterapêuticos, 35-59
    carboxiterapia, 49
    corrente galvânica, 43
    drenagem linfática, 39
      manual, 39
    eletrolipoforese, 35
    eletrolipólise, 35
    eletroporação, 52
    endermologia, 47
    iontoforese, 44
    plataforma vibratória, 55
    radiofrequência, 57
    ultrassom, 45

U

UEA (Unidade Operacional Energético-Adiposa), 13
Ultrassom, 45, *47*
UMC (Unidade Operacional Microcirculatória), 12
UMI (Unidade Operacional Matricial-Intersticial), 11
Unidade(s)
  operacionais, 11-13
UNV (Unidade Operacional Neurovegetativa), 13

W

Weil-Fage
  teoria de, 25
    hormônica, 25